中医整骨手法图解

李鸿江◎编著

李建荣 李健玲◎协编

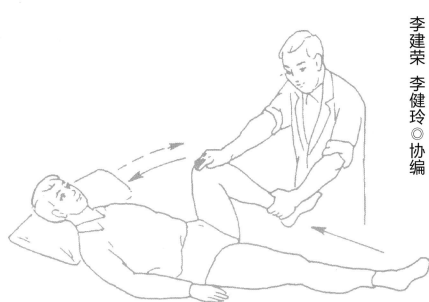

全国百佳图书出版单位

中国中医药出版社

·北 京·

图书在版编目（CIP）数据

中医整骨手法图解/李鸿江编著.—北京：中国
中医药出版社，2021.9
ISBN 978－7－5132－7140－0

Ⅰ.①中… Ⅱ.①李… Ⅲ.①正骨手法－图解 Ⅳ.
①R274.2－64

中国版本图书馆 CIP 数据核字（2021）第 165692 号

中国中医药出版社出版

北京经济技术开发区科创十三街 31 号院二区 8 号楼
邮政编码 100176
传真 010－64405721
河北品睿印刷有限公司印刷
各地新华书店经销

开本 787×1092 1/16 印张 15.75 彩插 0.5 字数 298 千字
2021 年 9 月第 1 版 2021 年 9 月第 1 次印刷
书号 ISBN 978－7－5132－7140－0

定价 65.00 元
网址 www.cptcm.com

服 务 热 线 010－64405720
购 书 热 线 010－89535836
维 权 打 假 010－64405753

微信服务号 zgzyycbs
微商城网址 https://kdt.im/LIdUGr
官 方 微 博 http://e.weibo.com/cptcm
天猫旗舰店网址 https://zgzyycbs.tmall.com

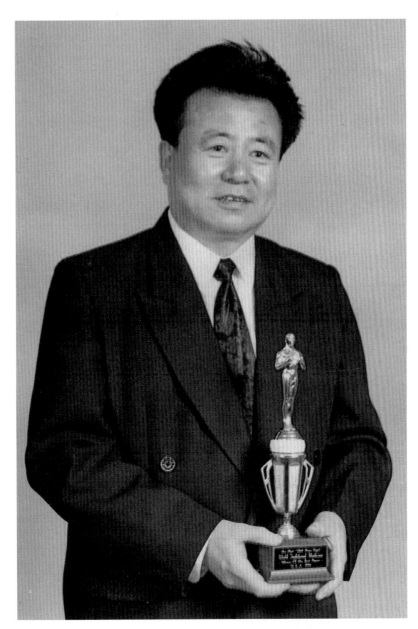

本书作者李鸿江先生获奖留影

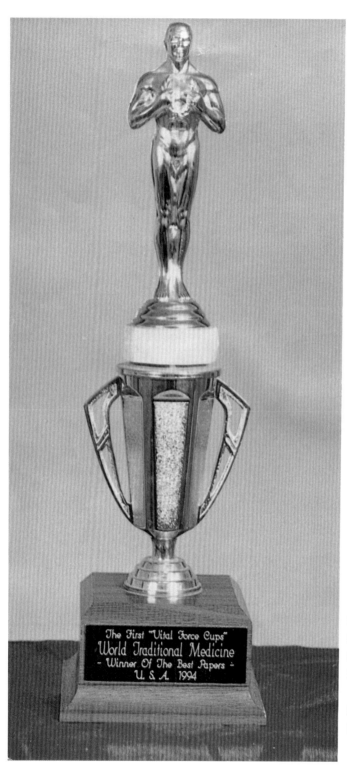

The First "Vital Force Cups"
World Traditional Medicine
- Winner Of The Best Papers -
U. S. A. 1994

医学论文《试论推拿手法的三大基本要素》，参加"首届生命力杯"世界传统医学优秀成果大奖赛，在美国旧金山召开的世界大会上被终评为"国际金杯三等奖"。左图为荣获的奖杯（1994年，美国旧金山）。

МЫ ПРИДЕМ К ПОБЕДЕ
КОММУНИСТИЧЕСКОГО ТРУДА
В. И. ЛЕНИН

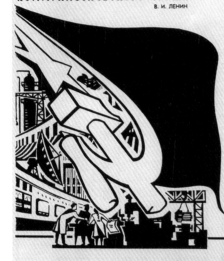

Пролетарии всех стран, соединяйтесь!

ПОЧЕТНАЯ ГРАМОТА

ДОРОГОЙ КОЛЛЕГА, УВАЖАЕМЫЙ ПРОФЕССОР ЛИ ХУНЦЗЯН!

Примите самые искренние слова признательности за Ваш благородный и нужный пациентам-омичам, безупречный труд. Квалифицированный специалист Народной Китайской медицины и искусный педагог Вы не только помогли преодолеть недуги сотням омичей, но и передали свои знания и опыт по Китайской народной медицине тридцати российским медикам.

Вы, достойный представитель Великого Китайского народа, вместе с Вашими коллегами: доцентом Сяо Цзяньхуа, старшим преподавателем Мэн Феном своим трудом в течении пяти месяцев в далеком от Пекина сибирском городе Омске преумножали авторитет народной Китайской медицины и наше уважение к Вашей Великой стране.

Мы очень признательны Вам за Ваш труд и желаем дальнейших успехов.

Главный врач МСЧ-2   Г.Г.Сергиенко
г.Омска

4 октября 1993г.

МЫ ПРИДЕМ К ПОБЕДЕ
КОММУНИСТИЧЕСКОГО ТРУДА
В. И. ЛЕНИН

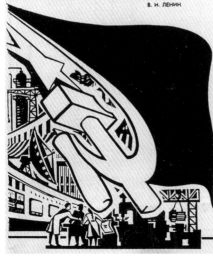

Пролетарии всех стран, соединяйтесь!
全世界无产者联合起来

ПОЧЕТНАЯ ГРАМОТА

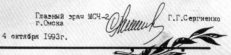

荣 誉 状

亲爱的同仁、尊敬的李鸿江教授:

对于您给予患者们高尚的必需的和完美的治疗,请接受我们最诚恳的谢意。您作为一名中医学专家和优秀的教育家,不仅帮助无数患者克服了疾病的痛苦,而且还将自己的中医学知识和经验传授给了三十六名俄罗斯医生。

您作为一位名副其实的伟大的中华人民共和国的代表,和您的同事,用自己的劳动,在五个月里,在远离北京的西伯利亚的欧木斯克为中医学极大地增强了威信,为您们伟大的祖国赢得了尊严。

我们非常感谢你们和你们的劳动,并祝你们取得进一步的成功。

俄罗斯欧木斯克第二航天医院院长
主任医师 谢尔盖·昂光 （签字）
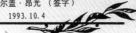
1993. 10. 4

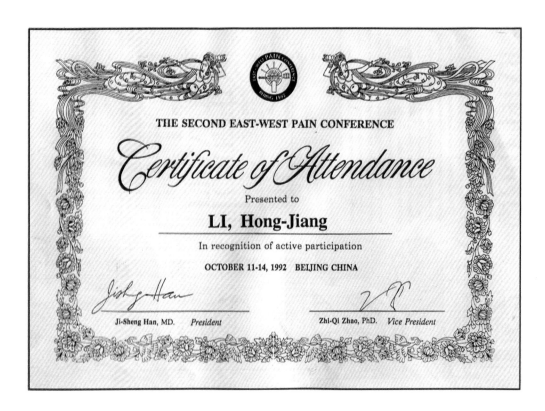

THE SECOND EAST-WEST PAIN CONFERENCE

Certificate of Attendance

Presented to

LI, Hong-Jiang

In recognition of active participation

OCTOBER 11-14, 1992　BEIJING CHINA

Ji-Sheng Han, MD.　*President*

Zhi-Qi Zhao, PhD.　*Vice President*

中国大百科专家人物传集

入 集 证 书

☆

中百专证字第22.63号

鉴于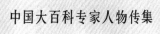先生的突出成就

和贡献，决定将其事迹录入《中国

大百科专家人物传集》一书。特颁

此证。

颁证：

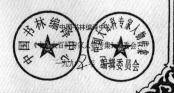

全国第一届腰椎间盘突出症学术研讨会

优秀论文证书

作者：李鸿江

论文题目：推拿配合针刺 L4.5 及 L5S1 神经根治疗腰突症38例分析.

在中国腰椎间盘突出症研究会成立暨全国第一届学术

研讨会上进行了大会交流，经评审为优秀论文。特此证明。

签发人：

中国腰椎间盘突出症研究会

一九九四年七月六日

荣 誉 证 书

奖荣字第： 0201号

李鸿江 先生：

你的 推拿配合针刺L4及L5S1神经根治疗腰椎间盘突出症

论文，被国家级中医古籍出版社

出版的《中国中医药优秀学术成

果文库·中国名医特技精典》一

书中录用，并被本届学术大会委

员会评为优秀学术论文

特发此证。

九七年 月 一日

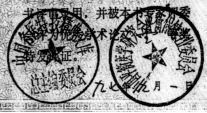

高《中国名医特技精典》题

总结临床经验

提高医疗效果

一九九五年十二月

原中华人民共和国卫生部崔月犁部长题词

内容提要

　　本书主要内容是李鸿江先生对中医传统整骨手法经验的思考与总结。李鸿江先生在以前出版的《中医正骨手法》基础之上，结合自己几十年的临床体会，根据积累的治疗经验与方法，结合翔实有效的病案，采用图解的方式讲解中医整骨手法的奥妙，将中医骨伤的治疗原则、指导思想、治疗方法娓娓道来。本书内容翔实，所收皆为临床常见病种及治疗手法，文字简洁易懂，图片清晰准确，可谓中医骨伤专业人员及中医临床工作者不可多得的一部实用参考书。

前 言

中医整骨是中医学的一个重要组成部分，为广大劳动人民解除了不少骨伤病痛。中医整骨取材简单，方法便捷，疗效明显，流传千年，经久不衰。

在20世纪50年代，党中央为发掘、整理和继承中医学的宝贵遗产，号召西医学习中医。医院领导选派我与李宗民、韩志鸿调往中医科学习中医。这段时间，我有幸学到了纯正的中医基础理论，接触了中医大内科、中医眼科、中医骨伤科、针灸、推拿等临床各科，并参与了中医各科的临床实践工作。至今，我已从事中医临床工作60多年，对于"中医整骨"有了比较系统的理解。在20世纪70年代中期，我曾经与他人合作编写出版了《中医正骨手法》一书，至今已经过去了40多年，在这期间又积累了不少新的理论经验和治疗体会。鉴于此，我才有了对"中医整骨"进一步整理和创作的想法，为发掘和传承"中医整骨"的理论、方法和技术尽一份力量。

毛泽东同志曾说："中国医药学是一个伟大的宝库，应当努力发掘，加以提高。"习近平同志也曾指出："中医药是中国古代科学的瑰宝，也是打开中华文明宝库的钥匙。"做好老中医的经验总结整理工作，对于继承和发扬中医学遗产，加快中西医结合的步伐，更好地为广大患者服务，具有重要的意义。在医学发展到原子医学的今天，再去宣扬那些"捏骨匠"的整骨手法，似乎不太符合当今时代之要求。但我认为中医治疗骨折的方法，以及某些治疗原则和指导思想，确实有其独特之处。我虽已进入耄耋之年，但仍奋笔疾书，目的是要把"中医整骨"的方法和经验记录下来，留给后人去研究、去应用、去发展。

在本书编写过程中，吸取了我40多年前编写的《中医正骨手法》的精华，增加了一些重新积累起来的治疗经验和方法，保留了典型病案。在附录中，收载了我发表过的有关骨伤科方面的学术论文和"颈肩腰痛防治导引功法概略"，供大家参考。

　　本书虽经过多次修改和补充，但由于我们水平有限，存在谬误之处，希望广大读者和医务同道予以批评指正，以便再版时修订提高，使之更趋完善。

编　者
2021 年初于北京

目 录
CONTENTS

第四章　躯干部骨折

第五章　关节脱位

附　录　颈肩腰痛防治导引功法概略

第一章 骨折概述

第一节 骨骼概述

一般成年人共有 206 块骨（表 1-1），它们以一定的方式相互连接而构成具有一定形态的坚硬的人体支架，称为骨骼（图 1-1、图 1-2）。

表 1-1 人体骨骼名称表

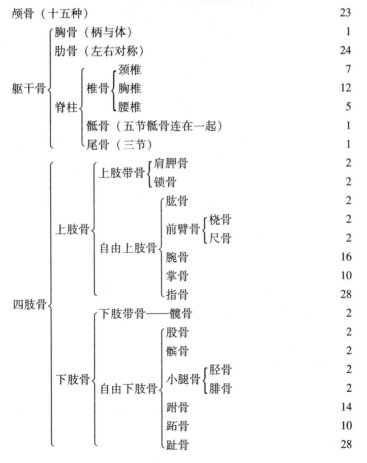

颅骨（十五种）				23
躯干骨	胸骨（柄与体）			1
	肋骨（左右对称）			24
	脊柱	椎骨	颈椎	7
			胸椎	12
			腰椎	5
		骶骨（五节骶骨连在一起）		1
		尾骨（三节）		1
四肢骨	上肢骨	上肢带骨	肩胛骨	2
			锁骨	2
		自由上肢骨	肱骨	2
			前臂骨 桡骨	2
			尺骨	2
			腕骨	16
			掌骨	10
			指骨	28
	下肢骨	下肢带骨——髋骨		2
		自由下肢骨	股骨	2
			髌骨	2
			小腿骨 胫骨	2
			腓骨	2
			跗骨	14
			跖骨	10
			趾骨	28

注：在两侧的中耳鼓室内各有听小骨 3 块（锤骨、砧骨、镫骨）。

歌诀：全身骨，二百零六块；颅胸肋，颈胸腰骶尾；肩锁肱，尺桡腕掌指；髋股髌，胫腓跗跖趾。

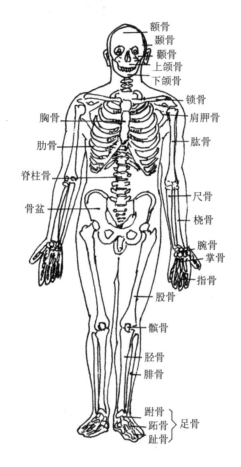

额骨
颞骨
颧骨
上颌骨
下颌骨
锁骨
肩胛骨
肱骨
胸骨
肋骨
脊柱骨
骨盆
尺骨
桡骨
腕骨
掌骨
指骨
股骨
髌骨
胫骨
腓骨
跗骨
距骨 〉足骨
趾骨

图 1-1　全身骨骼（前面）

人体以骨骼为支架，以关节为枢纽，通过肌肉的协调动作而进行活动。当骨骼发生损伤后，虽有灵活的枢纽、强劲的肌腱，但也不能进行正常的功能活动。骨折不仅对患者来说是一种极大的痛苦，而且对于生产力和战斗力都有着极大的影响。因此，应中西医结合及时救治，早日康复。

一、骨的形态与分类

全身的骨尽管在长短、大小、外形等方面各有不同，然而归纳起来，不外乎三大类，即长骨、短骨、扁骨。

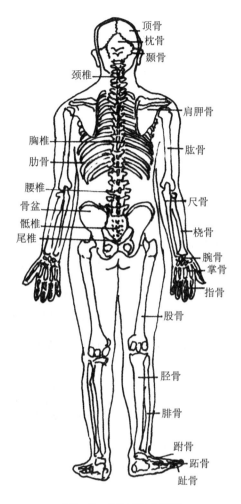

顶骨
枕骨
颞骨
颈椎
肩胛骨
胸椎
肋骨
肱骨
腰椎
骨盆
尺骨
骶椎
尾椎
桡骨
腕骨
掌骨
指骨
股骨
胫骨
腓骨
跗骨
距骨
趾骨

图1-2　全身骨骼（后面）

（一）长骨

长骨分布于四肢，在肌肉的牵引下，能产生较大幅度的运动。长骨分一个体和两个端：体叫骨干，两端叫骺。骺较膨大，其表面为平滑的关节面，它与邻近的骨构成关节。在儿童长骨的剖面上，可见到位于骨干与骺之间的骺软骨，为小儿长骨增长的地方。

（二）短骨

短骨大致呈立方体，分布于负重受压的部位，如脊柱、足跟等处。

（三）扁骨

扁骨呈板状，多见于颅顶部，围成颅腔以容纳并保护脑髓，以及组成骨盆，以保护内脏等。

二、骨的结构

（一）骨质

骨质分为骨密质和骨松质两种。骨密质较为坚硬，分布在骨的表层。骨松质较为疏松，呈蜂窝状，由互相交错的骨小梁构成。长骨的骨密质在骨干部很厚，向两端逐渐变薄，而骨松质主要充满在骨骺的内部，在骨干内部形成中空的骨髓腔（图1-3）。短骨在表面有一层较薄的骨密质，内部充满着骨松质，叫作"板障"。

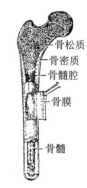

图1-3 骨的构造

（二）骨髓

骨髓填充在骨松质的孔隙中及长骨的骨髓腔内。在长骨的骺部、短骨和扁骨的骨松质内充满着红骨髓，是人体的造血器官。胎儿和幼儿长骨的骨髓腔内亦含有红骨髓，随着年龄的增长，骨髓腔内的红骨髓逐渐被脂肪组织所代替，变成黄骨髓，从而失去了造血功能。

（三）骨膜

骨膜是一层柔软的薄膜，紧包在骨的外面，但不覆盖关节软骨。对骨的生长和骨折后的修补起着很重要的作用。

三、骨的化学成分

骨组织主要由大量的无机成分和较少的有机成分共同组成，其中无机成分和有机成分的比例约为2∶1。无机成分主要是磷酸钙和碳酸钙等，有机成分主要是由胶原纤维组成的骨胶。若将骨置于火中，则有机成分因燃烧而失掉，仅余下无机成分，此时骨虽然仍保持原来的形状，但极脆且容易破碎。相反，如将骨放入强酸中处理后，则无机成分被脱掉（脱钙），仅剩下有机成分，骨虽仍保持原有形状，但柔软且富于弹性，可以弯曲，甚至可以扭节，将节放开后仍可以恢复原状。儿童的骨内含无机物较少，故柔韧性大而坚硬度小，疾病及不良姿势容易引起骨变形而造成畸形。老年人的骨内含有机物较少，无机物较多，故脆而易折。

四、骨的生长和变化

骨是中胚层组织，其构造在动物界长期发展过程中，随着生活条件的逐渐复杂而不断发展。人类是动物发展的最高阶段，并具有社会性特点，因此人类的骨具有较动物更完善的保护、支持和运动的功能。每块骨都具有特定的功能和形态，有神经、血管分布，并随年龄及生活条件的改变，骨的形态和构造也会适应性改变，形成一个复杂的骨骼系统。

在胎儿时期，人体骨骼主要是软骨，柔软而富有弹性。以后软骨经过骨化过程，逐步为骨所代替。长骨的骺软骨使长骨不断增长，人也不断长高。成年以后骺软骨也骨化并停止生长。此外，在关节面也覆有一层软骨，称关节软骨；在肋骨的前端连有肋软骨。人体其他部分软骨则大都为骨所代替。

长骨的生长，是以骨膜来长粗和靠骺软骨来长长的。在骨的生长过程中，骨膜不断地形成新的骨质，如此层层向外扩展，使骨增粗。同时，长骨两端骺软骨也不停地进行着细胞分裂和增殖，这些软骨不断地骨化，形成新的骨质，于是骨的长度加长。长骨在增长与增粗的过程中，其中央部分骨质被破坏而形成骨髓腔。骨与其他器官一样也不断地进行着新陈代谢。骨是一种活泼的生活着的组织，而且像其他活体组织一样，也同时发生两种作用，即组织破坏与组织再生。随同破损（异化过程）和重建（同化过程）所发生的骨的适应性改造过程，将满足全部组织对它的功能要求。

骨的构造，可因条件变化而变化。机体的要求增加能引起骨的再生超过骨的吸收，这样势必导致骨的增生肥大。如常用左手的人左掌骨密度比右掌大，芭蕾舞演员的跖骨骨体变粗，足球运动员的下肢骨比知识分子的下肢骨明显粗。这些结构的变化在X线片上可以清楚地看到。骨的分解和吸收超过再生过程时，可引起萎缩，如失去功能的骨产生萎缩（牙齿脱落之后的齿槽骨，骨板被吸收），或四肢骨失用性萎缩（如瘫痪的四肢骨变细弱，皮质变薄，骨干变细，普遍生孔，体重明显减轻）。小儿在成长时期如发生明显的骨萎缩常导致骨的发育畸形。因此，劳动条件、营养状况、生活环境等均可影响骨的生长发育。恶劣的劳动条件、营养不良以及疾病的折磨，会使骨的生长发育受到严重的损害。尤其是儿童负担力不胜任的劳动，可导致骨骼畸形。

第二节 骨折的原因和分类

一、骨折的原因

骨极坚固且有弹性，可以承受很大的打击和拉力，故只有当暴力超过这种承受力时，才发生骨折。因此，骨折常见于意外事故中。直接暴力或间接暴力，累积性暴力和肌肉的强力牵拉等，均可造成骨折，如跌仆、撞击、磕、碰、碾、砸、挤、压、锐器伤、火器伤等。

于直接着力处所产生的骨折，称为直接暴力所引起的骨折。这种类型骨折多伴有严重的软组织损伤，甚至产生创口，暴露出骨折断端，而成为开放性骨折。

暴力可通过传导、杠杆和旋转作用，使远离暴力接触的地方产生骨折，称为间接暴力导致的骨折，如跌仆时手掌着地而造成肱骨骨折。

长途步行或过多的、不适应的长距离跑步，导致机体过度疲劳，可引起第二跖骨颈骨折，属于累积暴力引起的骨折。

肌肉在不协调的情况下突然猛烈收缩，可将肌肉附着处的骨质撕裂而发生骨折，这是由于肌肉强力牵拉作用所致的骨折，如投手榴弹时会引起肱骨内上髁撕裂性骨折或肱骨干螺旋形骨折，现已少见。

二、全身各部发生骨折的比例

人体各部的骨骼由于形态、结构的不同和遭受暴力概率的不同，其骨折发生的比例也各不相同。现将一般骨折发生的比例，按其所占发病比例从大到小的顺序排列于下，以供参考。

1. 胫、腓骨骨折，约占全身骨折的 13.7%；

2. 尺、桡骨双骨折，约占全身骨折的 8.29%；

3. 桡骨远端伸直型骨折，约占全身骨折的 8.29%；

4. 肱骨髁上骨折，约占全身骨折的 6.22%；

5. 股骨干骨折，约占全身骨折的 6%；

6. 锁骨骨折，约占全身骨折的 5%；

7. 脊柱骨折，约占全身骨折的 4.3%；

8. 掌指骨骨折，约占全身骨折的 10%；

9. 踝部骨折，约占全身骨折的 3.92%；

10. 股骨颈骨折，约占全身骨折的 3.55%；

11. 肱骨干骨折，约占全身骨折的 3.45%；

12. 跖骨骨折，约占全身骨折的 2.74%；

13. 髌骨骨折，约占全身骨折的 2.71%；

14. 桡骨干骨折，约占全身骨折的 2.56%；

15. 肱骨外科颈骨折，约占全身骨折的 1.7%；

16. 股骨粗隆间骨折，约占全身骨折的 1.4%；

17. 尺骨骨折合并桡骨小头脱位，约占全身骨折的 1.25%；

18. 肱骨髁间骨折，约占全身骨折的 0.47%；

19. 桡骨远端屈曲型骨折，约占全身骨折的 0.11%。

三、骨折的分类

（一）按其软组织损伤程度分类

可分为开放性骨折（即皮肤破损有创口，骨折暴露于外者）和闭合性骨折（皮肤完整而无创口者）。

（二）按骨折是否完全断裂分类

可分为完全性骨折（骨折处完全断开）和不完全骨折（即骨折处只有部分断裂，仍有部分连接，如青枝骨折、裂纹骨折）。

（三）按骨折线走行情况分类

可分为横断骨折、斜行骨折、螺旋形骨折、青枝骨折、裂纹骨折、粉碎性骨折和嵌入骨折、凹陷性骨折、压缩性骨折等。

（四）按其整复后的稳定性分类

可分为稳定性骨折（如横断骨折、嵌入骨折、青枝骨折、裂纹骨折）和不稳定性骨折（如斜行骨折、螺旋形骨折及粉碎性骨折）。

（五）按其骨折的时间分类

可分为新鲜骨折（骨折时间在 3 周以内者）和陈旧性骨折（骨折时间在 3 周及以上者）。

大部分完全性骨折都有典型的程度不同的移位，常见的有成角移位、侧方移位、重叠移位、旋转移位和分离移位。其中分离移位对骨折的愈合极为不利，可使骨折延期愈合或不愈合，应及时整复。

第三节　骨折的检查与诊断

骨折的检查与诊断，是寻求判断骨折存在与否，以及明确骨折的部位、骨折的类型、骨折的移位和骨折后并发症的产生等情况的手段和方法。通过仔细询问外伤病史，检查各种症状和体征，结合 X 线表现，进行综合的分析，以便得出全面正确的诊断。

骨折多与软组织损伤伴发，关于软组织损伤的检查与诊断可参考相关书籍，此处着重论述对骨折的检查与诊断。

一、详细询问病史

确切的外伤史，对于指导检查、明确诊断、决定治疗处理方案，都有着非常重要的指导意义。

（一）外伤史

一般骨折患者多有明显的外伤史，若外伤史不明显，或本来不大的暴力而引起了骨折，应考虑为病理性骨折的可能性，如骨结核、骨肿瘤、骨髓炎、脆骨病、儿童的佝偻病、成年人的软骨病等。

（二）暴力的方式和性质

询问清楚是如何受的外伤，如跌仆、冲撞、扭转、压挤、锐器伤、火器伤、高空坠下、塌方砸伤、交通事故等；同时问清骨折与暴力的关系，是直接暴力（直接着力处骨折）还是间接暴力（间接着力处骨折）和慢性累积暴力等，以及暴力的方向、力量的大小，都可对骨折的进一步检查和诊断提供有利的帮助。

（三）受伤时的体位姿势和环境

受伤时的体位姿势以及有无思想准备，与骨折的部位、骨折的类型和移位的大小、受伤的轻重等，有着密切的关系。环境的潮湿、干燥、寒热、污染等与外伤后的出血或感染也有一定的关系。

（四）问清患者的自觉症状和既往病史

若有头晕、心慌、面色苍白等症状，则应注意防止休克和除外内脏损伤出血以及颅脑损伤的可能性。

二、一般检查

根据患者的受伤病史，应进一步有目的地进行体格检查，结合患者的体征表现和受伤局部的症状，一般即可判断出骨折的存在与否，以及骨折的类型和轻重程度。

（一）局部处理

一般骨折后都会产生程度不同的局部肿胀或有瘀血、瘀斑及畸形。因为骨折后，骨与软组织的血管破裂、出血而引起局部血肿，在软组织薄弱处，骨折部位表浅，或出血较多时，血肿可透过撕裂的肌膜及深筋膜渗入到皮下，使皮肤变色而形成青紫色瘀斑。瘀斑也可出现在远离骨折的部位（因血液流注一般沿着组织间隙向下渗透）。如股骨粗隆间骨折，瘀斑可出现在股骨中部；肱骨外科颈骨折，其瘀斑可出现在上臂的前内侧。

骨折后的侧方移位、重叠移位、旋转移位或成角移位，可使肢体或局部出现变粗、缩短、侧屈、旋转等不同类型的畸形。

如果骨折移位刺激软组织，损伤较大血管，则出血较多。若在肌肉丰厚、肌膜完整处，其出血不能外溢，则使肌膜内压力增高而影响局部血运，进而引起组织缺氧，严重时可导致缺血性痉挛。由于骨折后局部肿胀疼痛等刺激，还可引起局部发红、发热等反应。

（二）疼痛

一般骨折会刺激骨膜及神经，多有比较明显的自发痛和触压痛，但不全骨折和嵌入骨折其自发痛多不明显。当用手指向可疑骨折处轻轻捏挤或按压时，若有明显的局限性挤压痛，即说明该处有骨折存在。

利用局部的特殊解剖结构，活动或挤压其远离骨折的部位，也可致其骨折处出现疼痛。如旋转前臂可使尺桡骨折出现疼痛，叩击足跟可使胫、腓骨折出现疼痛，压挤或分离两髂骨翼可使骨盆骨折出现疼痛，压挤前后胸廓可引起肋骨骨折的疼痛，挤压上臂丛可引起肱骨骨折的疼痛等。

（三）骨擦音与骨擦感

骨擦音与骨擦感是完全性骨折的一个重要表现。骨擦音是指用耳听到的骨折断端相摩擦的声音，骨擦感是指用手所能触及的骨折断端相摩擦的振动感。在轻轻活动骨折的肢体或按压骨折处时，可听到粗糙的骨擦音，同时手可触及骨擦感，即可肯定是完全性骨折。骨擦音和骨擦感是诊断完全性骨折的可靠体征，因为只有完全性骨折才会出现骨擦音和骨擦感。通常在搬运骨折患者的过程中，无意中可发现骨擦音和骨擦感。产生骨擦音时患者痛苦加重，故只允许在诊断不明确时作为补充检查方法之一。如已确认骨折时就不要再反复检查骨擦音和骨擦感，以免给患者造成不必要的痛苦。

（四）骨传导音

在没有 X 线设备的情况下，骨传导音可作为诊断骨折和判断愈合的一种方法。检查时，应在骨干两端选择两个骨突出部，用听诊器放在一端骨突出部（作为收音区），用手指叩击另一端的骨突出部（作为发音区），即可从听诊器里听到骨传导音。并以同样的方法听健侧，以作为对比，由骨传导音质和量的变化，也可初步判断出有无骨折和骨折的移位等情况。如两骨折端之间夹有软组织或被血肿隔开时，骨传导音消失；若仅有侧面骨皮质接触时（重叠移位）则骨传导音为低沉的"浊音"；骨皮质对端接触时，其骨传导音为清脆的实质感；若其骨折并无移位，除有清脆实质感外，并有骨髓腔畅通而发生的共鸣音。

（五）功能障碍和异常活动

一般骨折后都有程度不同的功能障碍，其主要原因有：①疼痛；②肌肉反射性痉挛；③肢体失去应有的杠杆作用；④软组织的破坏（皮肤、肌肉、筋腱、神经、血管等）。

完全骨折后可出现超出正常活动范围的异常活动，并多同时伴有骨擦音。

检查时应根据患者的反应、局部肿胀及畸形等体征，正确地估计骨折的病理变化和软组织的损伤程度，为决定临床处理原则提供依据。必须注意有无较大动脉血管和神经以及内脏合并损伤的存在。对危及生命或后果严重的合并伤，尤其对于处于休克状态中的骨折患者，除骨折外应考虑有无内出血、内脏破裂和颅脑损伤，应及时进行检查诊断，采取积极抢救措施进行治疗。

三、X 线检查

X 线检查对于诊断骨折很有参考价值。凡有条件的地方，都将 X 线检查作为诊断骨折的必要检查之一。它不但可以诊断骨折，而且在骨折的治疗整复过程中，也有着具体的指导作用。

为了证实骨折的存在与否，以及进一步了解骨折局部的病理变化，可根据需要从多方面（正、侧斜或其他特殊位置）进行拍片检查，包括近端或远端的关节，仔细研究 X 线片上的骨折断端的形状和位置，有助于进一步了解骨折发生的原因、过程和性质，以便判断骨折的类型，决定适当的整复处理方法。

有些裂纹骨折（如腕舟骨骨折），或嵌插骨折（如肱骨外髁颈骨折、股骨颈骨折），早期在 X 线片上不易看出骨折线，而临床症状又比较明显者，应当在 2 周后再进行拍片复查，以免遗漏，在此期间暂按骨折处理或加以保护。对于某些不易确认者，也可同时再拍摄健侧相应部位的 X 线片，以便进行对照和比较。

对于骨折的正确诊断，必须结合患者的外伤史、体格检查和 X 线检查综合分析，不能单纯依赖 X 线检查，而忽视临床征象。在没有 X 线设备的条件下，根据患者的外伤史和临床征象，进行仔细检查和综合分析，一般也不难明确诊断。

四、骨折的愈合过程

骨折在愈合的整个过程中，始终贯穿着矛盾，即矛盾运动和矛盾转化。因此骨折的整个愈合过程，不但显示出不同的阶段性和各阶段的特殊性，而且也显示出各阶段的互相的联系和内部的规律性。

一般骨折的愈合过程可分为 3 个阶段，这 3 个阶段是逐渐发展且互相交错的过程（即一个阶段尚未完成时，另一个阶段已在进行中了），不能截然分开。

（一）初期

初期即消肿散瘀期，又称血肿机化演进期。

外伤骨折后，软组织也会产生明显的损伤，使局部疼痛、瘀血肿胀，或因骨髓腔内、骨膜下血管破裂而引起出血，骨折周围的软组织也可因挫伤和撕裂而出血，故在骨折部可形成血肿。每一骨折断端的骨皮质，因局部血供断绝，会有几毫米长的一段发生坏死，骨细胞消失（图1-4）。骨折断端之间的血凝块和损伤坏死的软组织，引起局部无菌性炎症反应，因此会有充血和吞噬细胞游走的现象。血凝块周围有毛细血管增生，毛细血管周围还可见许多成纤维细胞。这些新生毛细血管、成纤维细胞和吞噬细胞，从四面八方侵入血凝块和坏死组织中，将其隔为许多小块，逐步将血凝块和坏死组织清除。这种清除机化过程，常需要2周左右的时间才完成。在同一时期内大量新生毛细血管、吞噬细胞和成纤维细胞也迅速侵入上、下骨折端坏死皮质间的血肿内，进行清除与机化。上、下骨折处的骨外膜与骨内膜生发层内的成骨细胞也逐渐增生，产生骨样组织。骨折后2~3周，骨折端的大部分已由肉芽组织转化成的纤维结缔组织所代替而连接，称为纤维骨痂（图1-5）。

（二）中期

中期为接骨续筋期，又称原始骨痂形成期。

骨折端之间的幼稚组织，逐渐转变为软骨，软骨细胞增生、变性、钙化而骨化，形成软骨内化骨，由骨外膜与骨内膜生发层内的成骨细胞增生后产生的骨样组织，逐渐钙化而成为新生骨，即骨膜内化骨。这些新生骨紧粘在邻近上、下骨折端骨皮质的内、外两面，向骨折处逐渐增生，在上、下骨折端皮质内、外逐渐会合，形成两个梭形短管，将两骨折端的骨皮质像包夹板一样地夹在中间，称为外套管骨痂及内管壁骨痂（图1-6）。与此同时，上、下骨折端坏死骨皮质间的幼稚组织也逐渐完成软骨内化骨过程而成为新生骨。因呈环状，故称为环状连系骨痂。它的内、外两面分别与内管壁骨痂及外套管骨痂紧密连接，它的上、下两面分别与两骨折端的坏死骨皮质紧密连接。这3种骨痂从各方面将上、下骨折端之骨皮质牢固地连接在一起。在这一过程中，噬骨细胞和成骨细胞紧跟新生毛细血管，从各方面迅速侵入骨折端几毫米的坏死骨皮质内，进行"渗透代替"作用，使缺血坏死的骨皮质"复活"。再由骨髓腔内经血肿机化后，由软骨内化骨而形成骨痂，将上、下骨折端连接起来，称为腔内短柱骨痂。待以上4种骨痂不断加强，直至能抗拒由肌肉收缩而引起的屈曲力、剪力、旋转力时，骨折就能达到临床愈合（图1-7、图1-8）。此时X线片可见骨干骨折四周包围有梭形骨痂阴影，即外套管骨痂，其密度低于骨皮质阴影。内管壁骨痂因被骨皮质遮盖，故 X 线片不易显示出来。环状连系骨痂和腔内短柱骨痂系通过软骨内化骨产生新骨。由于骨化进程缓慢，且骨折端的几毫米长的一段坏死骨质正在"渗透代替"过程中，尚未充分骨化，故 X 线片上仍可见清晰的骨折线。

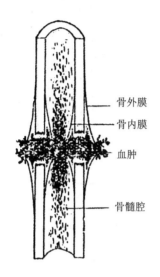

图1-4　骨折后血肿形成

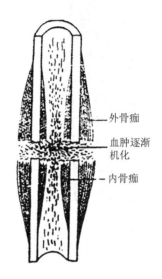

图1-5　血肿逐渐机化，骨样组织形成纤维性骨痂（外骨痂，内骨痂）

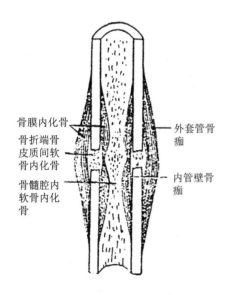

图1-6　骨膜内化骨及软骨内化骨逐渐形成

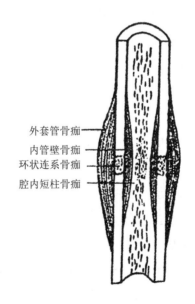

图1-7　骨膜内化骨及软骨内化骨基本完成

治疗骨折时，若因固定不够确实，骨折部有屈曲力、旋转力或剪力存在时，会破坏骨折愈合过程，使愈合过程屡次逆转，临床上若不及时纠正，可以导致骨折延期愈合，或致骨折不愈合。

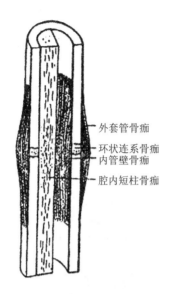

外套管骨痂
环状连系骨痂
内管壁骨痂
腔内短柱骨痂

图 1-8 外套管骨痂、内管壁骨痂、环状连系骨痂
及腔内短柱骨痂形成

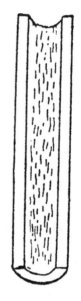

图 1-9 骨痂改造塑形已完成

（三）后期

后期为坚骨壮筋期，又称骨痂改造塑形期。

骨折部虽已由原始骨痂连接，但是这种连接尚欠牢固。患者拆除外固定后，可逐渐进行日常活动，但应防止外伤以免再次发生骨折。此时 X 线片上所显示的形态尚未与正常的骨骼一致。骨痂的范围逐渐增大，密度逐渐加深，骨髓腔内也为骨痂所填充。这种骨性骨痂继续不断地在加强与改造中，随着肢体的活动和负重，为了适应力学的需要，骨性骨痂中排列不整齐的骨小梁逐步得到调整。在应力轴线上的骨痂不断地得到加强，在应力轴线以外的骨痂，逐渐被清除，新骨的构造就完全适应于它所承受的张力与应力，骨髓腔亦可再沟通，从而恢复骨骼原形（图 1-9）。

病例 骨折愈合过程的 X 线观察

马某，男，7 岁半。

患儿于 1970 年 4 月 8 日被其父踢了一脚，当即倒在地上不能动弹，其母发现患儿右腿向内弯曲，并有局部肿胀压痛，不能站立，随即找某处大夫进行整复，用小夹板固定。3 日后又送往某医院诊治，经 X 线检查发现右侧股骨中段骨折，转来我院入院治疗。

检查：一般情况尚好，唯右腿屈曲不能伸直，并有短缩内收畸形，膝关节及髋关节活动受限，大腿中部有明显的肿胀和压痛。

诊断：右腿股骨中段斜行闭合性骨折。

治疗经过：入院后即用股骨小夹板固定和小腿皮牵引。于 4 月 13 日拍 X 线片检查，发现对位不理想，正位、侧位均在 1/5 左右（图 1 - 10），故于 4 月 14 日进行腰麻，在 X 线下整复，整复复位后仍采用小夹板固定和小腿皮牵引。因小夹板包扎过紧，患侧膝关节出现肿胀现象，并有少量积液，4 月 17 日夜班医生发现后，将其小夹板略放松些，后来患儿竟将小夹板及皮牵引完全松开，故发生再次移位。

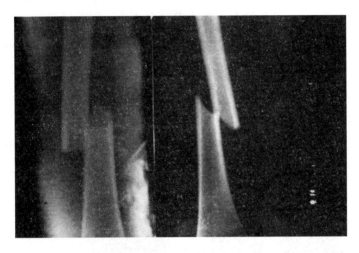

X 线片 1 - 10　发现右股骨中段骨折，并有严重的移位（正侧位片 1970 年 4 月 13 日）

4 月 20 日拍 X 线片复查，可见已呈缩短重叠分离移位（图 1 - 11）。

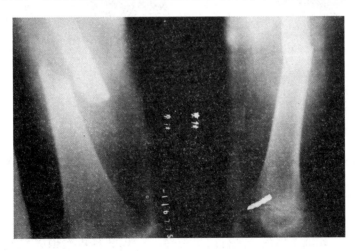

X 线片 1 - 11　由于放松夹板固定而引起再次移位，呈重叠缩短分离移位（正、侧位片 1970 年 4 月 20 日）

4 月 22 日进行再次整复，但由于此骨折属于不稳定性骨折，故整复复位未能成功，经参加整复人员讨论决定，4 月 23 日请某大夫参加再次整复，若再失败则考虑手术切开复位。

4月23日下午进行第3次整复，手法复位过程比较满意，但在包扎固定过程中又有些移位，X线片发现其对位情况，正位片其骨折对位约为1/4，侧位片其骨折对位约为1/2，其对线尚好（图1-12）。至4月27日再进行X线片复查，发现其骨折情况略有移动，其正位片的骨折对位约为1/3，侧位片骨折对位约为1/4，其重叠缩短约为1cm，对线尚好，骨折端未见骨痂，其骨折处周围已出现团絮状暗影，为血肿机化而形成的纤维性骨痂（图1-13）。经大家讨论，其骨折对位虽然不够理想，其对位不超过1/3，并有约1cm的重叠缩短现象，但对线尚好，况且骨折周围已有纤维性骨痂形成，患儿年龄尚小，待骨折愈合后，在其生长发育过程中，经过塑形改造，可以自行矫正，并不会影响愈合后的功能恢复，况且斜行骨折不易矫正，矫正后也不稳定，较难达到解剖对位，故不考虑再次进行整复矫正，但要进行临床密切观察。5月6日拍X线片复查，经与4月27日片对照，除发现有纤维性骨痂连接之外，其他无明显变化，骨折对位已趋稳定（图1-14）。由于皮牵引之橡皮膏下皮肤发生水疱，故全部拆除去牵引。5月14日见患儿可自行将伤肢举起，检查骨折处已无压痛，也无纵向叩击痛，估计已进入临床愈合期。

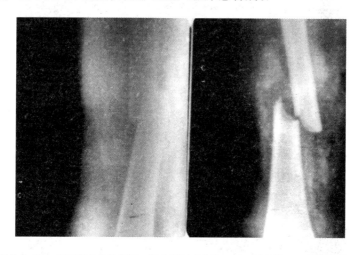

X线片1-12　进行第3次整复后，复查骨折对位情况（正侧位片1970年4月23日）

5月20日再进行拍片复查，可见骨折线虽已模糊但隐约可见，对位情况同前。已有骨性骨痂形成，并且连接，逐渐钙化，密度明显增加，界线清楚，较前紧缩集中（图1-15）。遂准予出院，进行门诊观察。6月29日再次拍X线片复查，可见骨折线已经模糊不清，范围较前明显缩小，可见已进入骨痂改造塑形阶段（图1-16）。其活动功能也已逐渐恢复。

1971年4月23日进行追访拍X线片复查，可见随着肢体的发育成长和活动锻

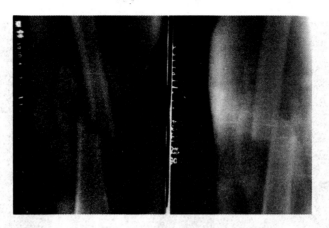

X 线片 1 – 13　其骨折对位移动，其骨折周围已出现团絮状暗影，
为纤维性骨痂的形成（正侧位片 1970 年 4 月 27 日）

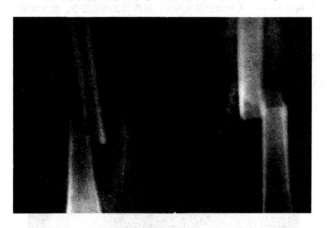

X 线片 1 – 14　发现骨折对位已趋稳定，已有纤维性骨痂连接（正侧位片 1970 年 5 月 6 日）

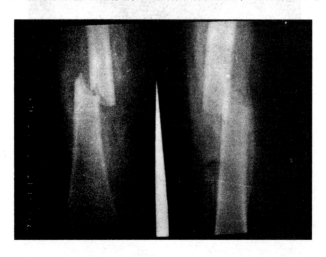

X 线片 1 – 15　可见骨折线已经模糊不清，对位同前，已形成骨性骨痂连接，
密度增加、界线清楚，已趋钙化（正侧位片 1970 年 5 月 20 日）

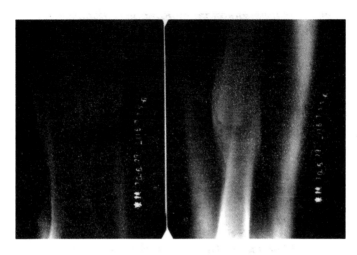

X线片1-16 骨折线已接近消失，骨痂明显钙化缩小，密度增强，
已进入骨痂改造塑形阶段（正侧位片1970年6月29日）

炼过程，其骨折端处的错位已经完全矫正，两腿等长。在应力轴线上的骨质得到加强，在应力轴线以外的骨质已逐渐被清除吸收，仅在外侧留有残痕，骨髓腔已重新贯通（图1-17）。

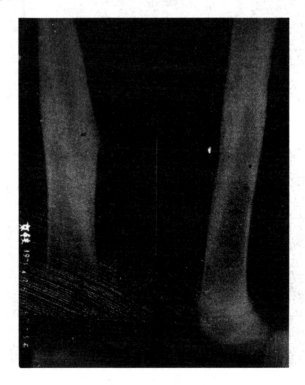

图1-17 1年后进行追访复查、骨折愈合良好，在应力轴线上的骨质得到了加强，在应力
轴线以外的骨质已逐渐清除吸收，仅在外侧留有残痕，骨髓腔也已重新贯通（正侧位片1971年4月23日）

第四节 骨折的治疗

一、骨折的治疗原则

在骨折的治疗过程中，我们坚持走中西医结合的道路，灵活运用对立统一和辨证论治的规律，对于各种不同的骨折，采用不同的手法进行整复，手法轻巧有力，迅速准确，整复效果良好。

（一）整体观念

不但要注意骨折处的局部情况，而且要注意患者的全身状况。

（二）早期整复

在整复时间上，原则上要求争取尽早一次整复，达到复位满意。最好在伤后1～4小时进行整复，此时局部肿胀尚不严重，便于手法操作，有利于促进骨折迅速愈合。尤其是儿童，因骨折愈合快，更要早期整复。一般不应等肿胀消退后再进行整复，否则不易取得满意效果。

（三）筋骨并治

在骨折的同时，必然要伤及筋脉、肌肉等软组织，因此在治疗骨折时必须要注意筋骨并治。如在整复骨折前，先要进行分筋理筋，调理筋腱肌肉，促使气血畅通，既便于瘀血的消散和吸收，也便于骨折的整复，即整骨先整筋。在骨折复位后，每次调整固定夹板时，也要调理筋腱、疏通经脉。即使在固定过程中，其两端未固定的关节筋腱也要进行活动和手法按摩等。如此筋骨并治，可减轻患者的痛苦，缩短疗程，使骨折愈合较快，关节的功能活动恢复得也早。

（四）对位与对线

对骨折进行整复后，矫正了各种移位，即对位（两骨折端的接触面）和对线（指两骨折端在纵轴上的关系）完全良好时，称为解剖复位。这对骨折的愈合和功能的恢复是最为有利的。对某些骨折不能达到解剖复位时，可根据患者的年龄、职业、骨折的时间和部位的不同，达到骨折愈合后能恢复功能即可（虽有一些错位，但对线较好，对功能的恢复影响不大），称为功能性复位。治疗新鲜骨折，功能性复位的标准如下：①骨折部的旋转移位，分离移位，必须完全矫正；②骨干骨折的成角移位，要求基本上矫正，即对线基本良好；③骨干骨折的侧方移位，整复后对位在1/2以上，干骺端的侧方移位，整复后对位应在3/4以上。

（五）动静结合

动静结合是强调骨折整复后的固定与活动的对立统一关系。骨折复位后需要固定，而肌肉筋腱等软组织又需要活动。强调固定，则影响活动；强调了活动，则又妨碍固定，所以必须将二者有机结合起来。

在整个骨折愈合过程中，始终是在运动当中，固定是手段，活动是目的。在固定手段上是以限制有害活动，促进有利活动为基础的。因此，固定与活动是相对的而不是绝对的。在固定中的骨折局部要相对稳定，而其他部位要有必要的活动；在活动的关节，要有相对的活动，但也要有一定的限制（限制有害于骨折愈合的活动）。一般固定初期（前2周）以静为主；固定后期（后2周）以动为主，同时废止那些不必要的超关节固定。这样既能促使骨折早期迅速愈合，又能促使肌肉筋腱尽早地恢复活动功能。大量实践证明，这个原则是促进愈合，缩短疗程，早期恢复功能的关键。

（六）功能锻炼

人的肢体是在不断活动中发达起来的，用则兴，不用则废。以往在骨折固定的数周中，强调了静，忽略了动，骨折愈合虽好，但伤肢的功能，因长时间不动，就会出现肌肉消瘦，甚至萎缩无力，关节强直，而失去活动功能。因此除了强调动静结合之外，还要在早期进行一些必要的主动与被动的功能锻炼。

在骨折整复固定后，就要进行肌肉主动收缩的锻炼。在不影响骨折固定的情况下，活动的关节均应进行必要的活动和功能锻炼。当然要废除不合理的超关节固定，以便于关节活动功能的锻炼。

进行功能锻炼应当循序渐进，从肌肉主动收缩开始，逐渐过渡到关节的活动锻炼。随着骨折的愈合，逐步加大关节的活动范围，增加活动次数。到拆除固定，则可进行正常功能的活动和锻炼。整个过程应在医生的指导下进行，不可蛮干。

（七）推拿按摩

骨折整复达到临床愈合后，即可拆除固定夹板，进行正常功能锻炼。此时加上推拿按摩更有利于疏通经络，运行气血，加强血液循环，有利于骨痂改造塑形，促进正常功能的恢复。推拿按摩的手法，开始要轻，逐渐加重，有利于机体的适应。

骨折的治疗原则可总结为下面的歌诀。

骨是筋之架，筋是骨之铠。骨断筋不断，筋断骨不连。整骨先正筋，遇双两处分。伤处四下揉，瘀血自消散。瘀散骨自长，筋骨一起强。固定是固定，必须结合动。屈伸与旋转，主动被动练。捏筋加拍打，筋骨齐复健。

二、骨折的整复手法

整骨手法是指专门运用于整复骨折脱位，纠正"骨错缝、筋跳槽"，使其恢复到原来正常结构位置和骨关节的正常解剖关系的骨伤科手法。

在运用手法治疗疾病的发展过程中，用手治疗骨关节损伤，也是推拿按摩的一个重要内容。整骨手法，是建立在"位移学说"基础上逐渐发展起来的一个手法专科。由于人体遭受外力的作用使筋骨产生变形或移位甚至断裂而引起的损伤性疾患，用具有作用力的整骨手法以纠正筋骨的变形或移位，而达到治愈损伤的目的，有其天然的合理性。早在清代《医宗金鉴·正骨心法》中就记载有正骨八法：摸、接、端、提、推、拿、按、摩。

在各类手法中，点穴类手法、放松类手法，特别是活动关节类手法中，都对筋骨的变形或移位性损伤具有一定的治疗作用。本节只将专门用于整复骨折移位和纠正关节脱位的手法予以概括介绍。

对于人体四肢闭合性骨折，大多采用整骨手法整复；有一些半开放的骨折，经清创消毒之后，也可采用整骨手法整复。手法的选用是否得当，对骨折整复的成功与否有直接的影响。巧妙的手法，既可省力，又可减少患者的痛苦，并能使骨折达到良好的复位，给骨折的愈合创造了良好的条件。

常用的整骨手法，可归纳为摸、理、牵、折、旋、摇、扳、拿、挤、端、合、分，共12种基本手法，分述于下。

（一）摸——触诊法

用手抚摸受伤之处，摸清骨折的有无及其断端的移位情况。有经验的骨科医生，依据受伤局部的肿胀程度、皮肤温度、皮下瘀血有无搏动、有无骨擦音以及异常活动等情况，可以断定骨折的有无和损伤程度，以便选用适当的整骨手法进行复位。触诊手法要轻，避免挤压血管、神经，更不可过多地反复检查骨擦音，以免加重软组织损伤（图1-18）。

（二）理——理筋法

用单手或双手捏揉扶正调理筋腱。即在摸清损伤的前提下，用手轻揉皮肤肌肉，理顺筋腱，使其放松平复，促使其气血畅通，恢复正常生理功能，即整骨先正筋（图1-19）。

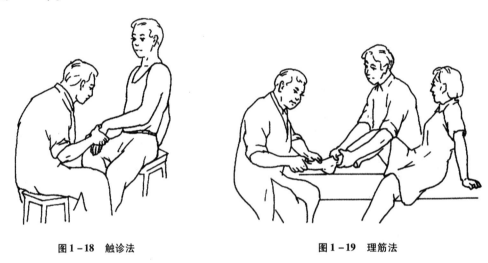

图1-18 触诊法　　　　　　　　　　图1-19 理筋法

（三）牵——牵引法

对于骨折的重叠移位或成角移位，要用牵拉的方法把重叠移位拉开或把成角移位拉直。牵引的用力要均匀持久，不可突然用力猛牵、猛放。如与助手对抗牵引，要先与助手讲清情况，以便配合默契（图1-20）。

（四）折——折顶法

对于骨折重叠移位，在经牵引后仍不能复位时，可用折顶复位法。用双手分别握住两段骨折片，以拇指顶于骨折处，用力折屈，将重叠移位折成为成角移位，在其两端触顶之后，再向回折，至其对线良好为止（图1-21）。在使用折顶法时，应注意避开神经、血管，避免刺破皮肤。

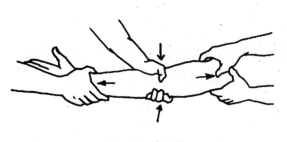
图1-20 牵引法

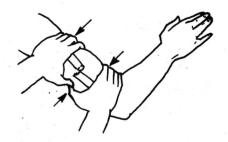
图1-21 折顶法

（五）旋——旋转法

对于螺旋形骨折或斜行骨折的旋转移位，可采用与其相对应的旋转手法使其复位。另外，对于嵌入两骨折端或关节腔内的软组织或碎骨片，也可采用旋转手法，使其退逸而出（图1-22）。

（六）摇——摇法

对于腕踝关节部的骨折，及其周围的骨折或脱位，尤其对于某些短小骨折及撕脱性碎片的移位，均可采用摇法使其复位（图1-23）。腕踝关节部的骨块多而小，关节间隙结构复杂，一旦发生骨折移位或脱位，则其旋摇功能丧失，采用摇法即可促使其复位。

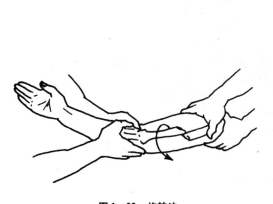
图1-22 旋转法

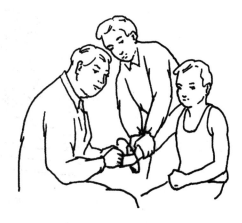
图1-23 摇法

（七）扳——扳推法

施术者一手扳住骨折近端向怀内用力扳，同时用另一手推顶住骨折的另一端向外用力推顶（图1-24）。此法多用于纠正长管骨折的侧方移位，如股骨干骨折等。

（八）拿——拿正法

施术者用一手牵住骨折远端，用另一手在骨折处进行拿正（图1-25）。**此法多用于矫正侧方移位或扶正碎骨片。如拿正上肢部或手指、足趾等处的骨折等。**

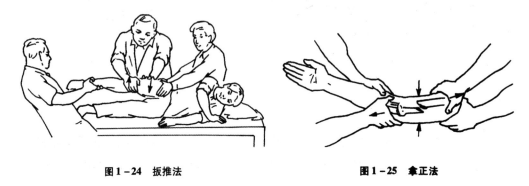

图1-24 扳推法   图1-25 拿正法

（九）挤——挤压法

施术者用合掌挤压法，矫正长管骨折的侧方移位，即将两手掌放于骨折处的两侧，同时用力向中心挤压（图1-26）。再如骈指挤压法，即用双手拇食指向一处挤压，常用于髌骨骨折的分离移位等。

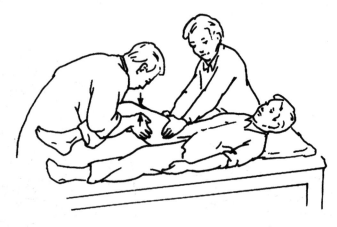

图1-26 挤压法

（十）端——端提法

施术者用双手着力，端住伤肢骨折远端用力向上端提，促使骨折远端与近端对位，而使骨折复位，用于上肢时称为端提上肢复位法（图1-27），用于下肢时称为端提下肢复位法（图1-28）。适用于远端找近端的骨折整复原则。

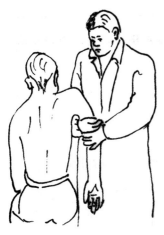
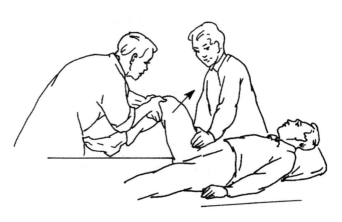

图 1 - 27　端提上肢复位法　　　　　　　　　　图 1 - 28　端提下肢复位法

（十一）合——触顶吻合嵌插法

施术者用双手分别抵于骨折的两端，沿纵轴方向用力挤压，使其分离的骨折断端触顶吻合嵌插牢固（图 1 - 29）。常用于骨折的分离移位或用于横断骨折复位后使其更加牢固。

（十二）分——分骨法

对于整复尺桡骨、胫骨、腓骨，或掌骨、跖骨骨折，常用分骨法。施术者用一手或两手捏于两骨之间，使其两骨分开，以保持正常的骨间缝隙（图 1 - 30）。在包扎之时，两骨之间要加一适当的分骨垫，以保持两骨的正常间隙。

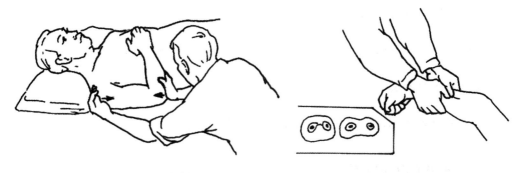

图 1 - 29　触顶吻合嵌插法　　　　　　　　　　图 1 - 30　分骨法

以上 12 种正骨手法，在临床应用时可根据骨折的具体情况，灵活选择，配合使用，才可达到预期的效果。

歌诀：摸为触诊查病变，理筋正筋调肌腱。牵引重叠及成角，折顶复位手法高。

旋转整复方法妙，摇摆复位艺高超。扳顶整复侧移位，拿正专治骨头碎。挤压侧移与分离，端提复位远找近。合为触顶嵌插牢，分骨掌跖与尺桡。明确诊断仔细瞧，灵活掌握运用好。

三、骨折整复时麻醉的选择

在不影响骨折的整复和愈合的情况下，选用适当的麻醉，既可解除患者的痛苦又便于整复手法的进行。一般无须药物麻醉可以整复者，最好不用药物。因药物本身增加了局部循环代谢的负担。

（一）指针麻醉

点揉缺盆穴（臂丛神经）、极泉穴（臂丛神经腋路），可使上肢麻木，适用于上肢骨折的整复。

（二）血肿内药物麻醉

2%普鲁卡因溶液5～20mL直接注入骨折的血肿内。

（三）臂丛神经阻滞麻醉

用2%普鲁卡因溶液5～10mL注入臂丛神经周围，适用于上肢骨折的整复。注意在注射2%普鲁卡因时，应注射100mg的苯巴比妥钠，以防普鲁卡因的不良反应。事先应做普鲁卡因的过敏试验。

（四）腰椎硬膜外麻醉

腰椎硬膜外麻醉用于成年人的股骨骨折，或下肢较复杂的骨折。

（五）全身麻醉

全身麻醉用于不合作的儿童，或负伤时间较长的患者。

四、骨折的固定方法

（一）小夹板固定

小夹板固定在临床比较常用，取材方便，效果较好。按照骨折部位的具体情况，选用不同宽度和长度的木板，用绷带包扎固定。

（二）利用就便器材固定

在条件较差的地方，可以利用树皮、竹片、硬纸板（以药品包装箱用的中空瓦楞纸板为优，纸板可按所需形状（图1-31）剪裁，浸湿后外垫棉花，用绷带包裹后，包扎于骨折处，干燥后即可固定（因其可以浸湿后变软干燥后塑形）。铅丝架、报纸卷等，都可以作为就便器材包扎固定。

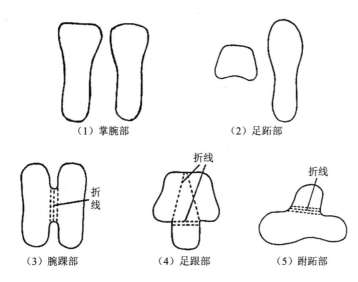

（1）掌腕部 　　　　（2）足距部

（3）腕踝部 　　　（4）足跟部 　　　（5）跗跖部

图1-31 腕踝固定纸板形状

（三）固定注意事项

1. 包扎固定的松紧度要适当，应随时注意调整，过紧则影响血液循环，过松则起不到固定的作用。

2. 为了矫正骨折的移位，或防止其再移位，以及避免骨端突出部分的皮肤等软组织发生挤压、摩擦等损伤，应于适当部位加以棉垫。

3. 为了进行功能锻炼，促使骨折部位的功能早日恢复，防止后遗症的发生，应避免不必要的超关节固定。

4. 一般骨折固定3~4周即可拆除（特殊情况可延长1~2周，也可参考本节临床愈合日期）。

五、功能锻炼

骨折固定后，为了加强骨折愈合，使气血畅通，促进运动功能的早日恢复，在不影响骨折的情况下进行一些肌肉、筋腱、关节的功能锻炼是非常必要的。固定初期一般以被动锻炼为主，以健肢扶托患肢进行，辅以肌肉主动收缩及远离骨折的关节活动。2 周后，以主动锻炼为主，主动地进行抬举、屈伸，根据情况进行旋转活动，锻炼开始要缓慢、轻柔，逐渐加重。活动量要适当，既不可畏缩不动，也不可一开始就进行剧烈活动。

六、骨折愈合的标准及日期

（一）骨折愈合试行标准（1961 年中西医结合治疗骨折学术座谈会制定）

1. 临床愈合标准　①局部无压痛；②局部无纵向叩击痛；③局部无异常活动（自动的或被动的）；④X 线片显示骨折线模糊，有连续性骨痂通过骨折线；⑤对固定解除后，肢体能承受以下要求者：上肢向前平伸持重 1kg 达 1 分钟者，下肢不扶拐在平地上连续行走 3 分钟并不少于 30 步者；⑥连续观察 2 周，骨折不变形者。

2. 骨折愈合标准　①具备临床愈合条件；②X 线片显示骨痂通过骨折线，骨折线消失或接近消失。

（二）常见骨折临床愈合日期

1. 肱骨髁上骨折 2~3 周。

2. 桡骨远端伸直型骨折 3~4 周。

3. 肱骨干骨折 4~5 周。

4. 前臂尺桡骨双骨折 6~7 周。

5. 锁骨骨折 3~4 周。

6. 股骨干骨折 8~9 周。

7. 胫腓骨骨折 7~8 周。

8. 双踝骨折 5~6 周。

9. 指（趾）骨折 3~4 周。

10. 单纯椎体压缩性骨折 6~8 周。

11. 骨盆骨折 5 ~ 6 周。

以上骨折愈合日期仅供参考，判断骨折是否达到临床愈合，需要根据骨折愈合试行标准，结合临床实际进行判断，绝不能单凭日期，形而上学地做出结论。

七、脱位的整复手法

整复关节脱位的手法，大部分是活动关节类手法，在一般按摩书中已有大量介绍。其中有些活动关节类手法，就是治疗关节脱位、半脱位或骨错缝的专用治疗手法，也有一些则属于兼治关节脱位的手法。另外在特定手法中，也有一些兼治关节脱位的手法，还有一些专门用于整复关节脱位的手法和方法，现简要概括介绍于下。

（一）头颈部脱位治疗手法

头部的关节脱位，最常见的是颞颌关节脱位，可见于单侧，也可发生于双侧。常用治疗手法有口内复位法、口外复位法、垫木复位法等。

颈部较常见的有寰枢椎半脱位和其他颈椎半脱位，常用手法有捏揉复位法、旋转复位法、扳转复位法等。而颈椎的全脱位则大多伴有高位截瘫，必须手术抢救治疗。

（二）上肢部脱位治疗手法

1. 肩关节脱位　上肢部脱位中较常见的是肩关节脱位，常用的手法有架梯式复位法、靠背椅复位法、足蹬拔伸复位法、膝顶拔伸复位法、旋转复位法等；肘关节脱位，可用屈伸复位法、旋摇复位法等。

2. 桡骨小头半脱位　可用牵拉旋转复位法、屈伸旋摇复位法等。

3. 腕关节脱位　可用摇腕复位法、背伸掌屈复位法等。

4. 掌指关节脱位和指间关节脱位　可用拔指旋摇复位法等。

（三）下肢部脱位治疗手法

1. 髋关节脱位　可用屈伸旋摇复位法等。

2. 膝关节脱位　可用扳顶复位法、屈伸复位法等。

3. 髌骨脱位　可用推挤复位法、伸屈复位法等。

4. 足踝部关节脱位　可用摇踝法或摇足法等。

5. 足趾关节脱位　可用拔伸摇趾复位法等。

各种整复手法的详细使用情况，参见有关章节。

第二章 上肢骨折

一、锁骨骨折

锁骨为一横S形细长管状骨，横位于胸廓前上方，近端向前突与胸骨柄构成胸锁关节，远端向后突与肩胛骨的肩峰相连接构成肩锁关节。锁骨下遮盖着第一肋骨，有保护臂丛神经和锁骨下大血管的作用。

（一）病因

锁骨骨折，大多由于间接暴力造成。跌仆时手掌或肘部着力，作用力沿着前臂和肱骨干传导至锁骨上，或肩部外侧着地，均可促使锁骨发生骨折，故临床上比较多见。骨折部位常发生在锁骨的中外1/3处，成年人多为横断骨折（图2-1），儿童多为青枝骨折（图2-2），偶尔发生斜行骨折，直接暴力所引起的大多为粉碎性骨折。骨折后锁骨近端，由于胸锁乳突肌的牵拉作用，故多产生向上向后方移位。锁骨远端由于受上肢重力的影响，以及胸大肌、胸小肌、锁骨下肌的牵拉作用，而发生向下向前和向内方向的移位，故两骨折断端有时可发生重叠移位（图2-1）。而青枝骨折，因其尚未完全断裂，故可出现弩弓样畸形（图2-2）。

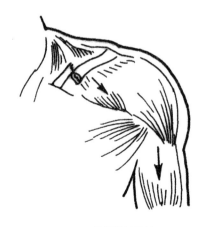

图2-1 锁骨横断骨折

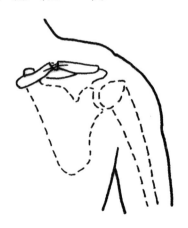

图2-2 锁骨青枝骨折

（二）症状与体征

锁骨骨折后，局部有明显的肿胀和压痛。因锁骨位置表浅，触诊可以摸清移位的骨折端。伤侧肩部下沉，并向前内侧倾斜，上肢活动功能障碍。患者常以健侧之手托扶伤侧前臂，以减轻由于上肢重力牵拉而引起的疼痛。同时头部多偏向伤侧，使胸锁乳突肌放松，而减轻疼痛。小儿患者多因牵拉伤肢或穿衣伸袖时哭闹不休。X线片可明显显示骨折及其移位情况，并可发现裂纹性骨折或青枝骨折。

（三）整复手法

1. 扳肩膝顶复位法 如有移位，可用扳肩膝顶复位法（图2-3），让患者坐于治疗凳上，施术者站其身后，用一腿屈膝以足蹬凳缘，将膝顶住患者两肩胛之间背部，用双手抠住患者双肩部，使2～5指伸入腋下，双手及膝协同用力进行扳顶，并向后上方提拉，锁骨受到牵拉即可复位。此法可将重叠的移位拉开，并使远端的骨折端翘起而对准近端骨折端。若仍有移位，可在整复手法的牵引力下，予以拿正。一般无须麻醉。

2. 其他 一般无移位者，无须整复，只进行固定即可。

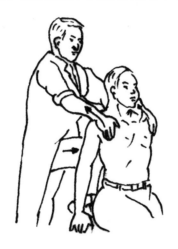

图2-3 扳肩膝顶复位法

（四）固定方法

1. 横∞字绷带固定法 首先用两块棉花分别垫入患者两腋窝中（图2-4），再用三裂绷带，从伤肩经背部绕至健侧腋下，再经健侧肩部绕经背后返回至伤侧腋下，如此反复包扎7～8层或10余层（图2-5），患者始终保持挺胸扩肩，包扎固定好后呈一横∞字形（图2-6）。

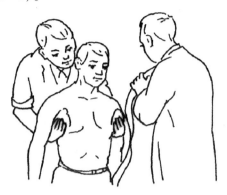

图2-4　棉花垫入两腋窝

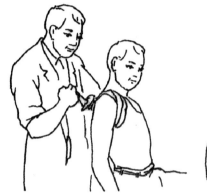

图2-5　横"∞"字绷带包扎

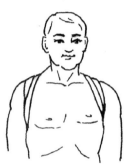

图2-6　包扎固定后的情况

2. 连环式固定法　首先用绷带缠绕10余圈，做成两个可容纳下肩腋部的环，分别套在两侧肩腋部，腋下垫上棉花，再用绷带在背后将双环紧紧连接在一起，结扎牢固（图2-7）。

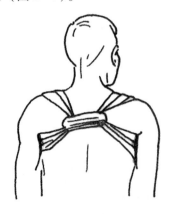

图2-7　连环式固定法

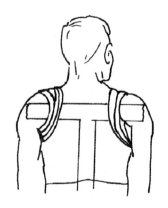

图2-8　T形板固定法

3. T 形板包扎固定法 用木板做一个 T 形板，横木长约与两肩距离相等，竖木长约 50cm。将横木两端用绷带与两肩胛部包扎牢固，将竖木沿脊柱固定在腰背上，而使患者保持挺胸扩肩姿势（图 2 - 8）。

（五）术后处理及功能锻炼

1. 注意腋下血管神经有无压迫症状，若有血液循环障碍，或上肢麻痛等现象，可让患者做上肢外展、肩头向后、挺胸扩肩活动，一般即可缓解。必要时应及时调节包扎的松紧度。

2. 在固定期间患者应经常维持挺胸提肩姿势。每日主动锻炼握拳、伸掌、摇腕及肘关节的伸屈活动，肩部可做后伸活动，但应避免做肩部内收活动。

3. 一般固定 3 ~ 4 周即可拆除固定，进行活动功能锻炼。开始要轻柔，逐渐加大活动力度和范围。

二、肩胛骨骨折

肩胛骨为扁平状板状骨，形似饭铲，略呈三角形紧贴于胸壁后上方，随着上肢和肩关节的活动而产生联合运动。

（一）病因

肩胛骨骨折，可因直接或间接暴力而引起。肩胛体及肩峰的骨折，多为直接暴力撞击、磕碰、打击而造成；肩胛颈及喙突骨折，多因肌肉牵拉或杠杆传导力量的间接暴力引起。

（二）症状与体征

因肩胛骨周围肌肉丰满，损伤之后出血肿胀较重，可出现大片瘀斑。但由于肌腱韧带附着较多，所以骨折之后移位多不明显，这给临床治疗带来方便。

1. 肩胛颈骨折 骨折线由肩胛盂下方，直上或斜向上部，贯通颈部或直达喙突基底部。

2. 肩胛喙突骨折 单纯喙突骨折比较少见，大多并发于锁骨骨折、肩胛盂骨折或肩胛体骨折等。

3. 肩峰骨折 多见于直接暴力打击所致，骨折多为粉碎型，并多与肩胛体骨折同时发生。若属间接暴力引起者，随损伤部位和性质的不同，其骨折移位也不同。

受肩锁韧带的牵拉,肩峰端骨片多随锁骨外端向上移位;若由于肱骨强力外展的杠杆作用所致,骨折多发生于肩峰的基底部,受三角肌的牵拉和上肢重力的作用,肩峰端多向下方移位。

4. 肩胛体骨折　大多为直接暴力所致,如钝器打击、硬物撞击及挤压、辗轧肩胛部。骨折线多为斜形、横行或纵行,可贯通全体或只限于冈上或冈下局部,常伴有粉碎骨片。根据骨折线的走行特点和形状,又可分为以下3种。

(1)肩胛体T形骨折:骨折线横贯肩胛体内外缘,同时还有另一纵行骨折线,通过骨胛冈直达上缘,两骨折线呈一倒T字形。

(2)肩胛体V形骨折:肩胛体骨折线的走行呈一V字形,其机制与肩胛体T形骨折相仿,可能因其着力点不同而致。

(3)肩胛骨粉碎性骨折:在强大暴力作用下,肩胛骨多处发生骨折,常发生于肩峰、肩胛冈、肩胛体的多处粉碎性骨折,并常合并有胸壁损伤或肋骨骨折。

(三)整复手法

1. 牵引旋转拿正复位法　如有明显移位,可采用牵引旋转拿正法复位,让患者俯卧,施术者用手固定肩胛骨体,让助手用双手握住伤肢腕部,略用力牵引,在牵引力下将伤肢外展至90°左右。然后,再做伤肩关节的旋摇活动,向内、外各做3~5遍,旋摇幅度逐渐加大,可将肩胛颈骨折或肩峰骨折的移位复位。若属肩胛体骨折移位时,可让助手放松上肢,使肩胛体回到原位,术者再根据其移位情况,予以拿正,使其复位。

2. 其他　对其移位不大的肩胛骨骨折,一般不需要特殊处理,只用三角巾悬吊前臂2~3周即可。

(四)术后处理及功能锻炼

1. 术后用三角巾,将臂固定于胸前,2~3周。

2. 功能锻炼对肩胛骨骨折非常重要,只要创伤性炎症反应好转,疼痛已有减轻,就应进行肩关节的活动功能锻炼。开始动作要轻,活动范围要小,以后酌情加大,直至恢复正常的活动范围,防止肩胛胸壁关节间隙的粘连。

三、肱骨大结节骨折

肱骨大结节骨折,多为间接暴力引起的撕脱性骨折,可发生于各年龄段,尤以老年人为多见。

（一）病因

肱骨大结节因遭受肩袖肌肉的突然强力牵拉而发生撕脱性骨折。骨折块较小，而其移位较大。多为肩关节脱位或肱骨外科颈骨折的并发症，稍不注意，常被漏诊。若为直接暴力打击伤，骨折多为粉碎型。骨折块较大时，移位常不明显（图2-9），临床上应与正常骨骺相区别。

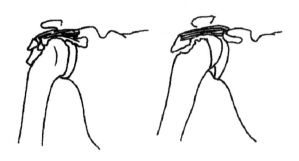

图2-9　肱骨大结节骨折

（二）症状与体征

大都有明确的外伤史，伤后肩外侧局部疼痛肿胀，皮下出现瘀斑，上臂活动功能受限，尤以外展外旋时疼痛加重。骨折局部压痛明显，并有骨擦音。肩关节脱位及肱骨外科颈骨折的患者，常合并发生肱骨大结节骨折。X线片可进一步明确诊断和显示移位情况。

（三）整复手法

1. 拇指挤压复位法（图2-10）　　让患者坐于治疗凳上，施术者站其伤侧。先用一手握住伤肢腕部，将伤肢提起至上臂外展70°～80°，用另一手拇指着力，按于移位的肱骨大结节的外上方处，用力向下挤压，同时另一握腕之手，将伤肢反复做提起放下活动，当触及骨擦音，稍有力向下挤压，至其骨擦音消失，而骨折局部平复时即已复位。

若属肱骨大结节粉碎性骨折时，可用手掌着力，以掌心按于移位的粉碎的肱骨大结节处，稍用力向下按压，同时另一握腕之手，将伤肢反复提起放下，当触及骨擦音，稍用力向下挤压，至其骨擦音消失，而骨折局部平复时，即已复位。对其移位较大而整复后不稳定者，可用外展90°的外展架固定3周。

2. 其他　　单纯性肱骨大结节骨折而无明显移位时，无须特殊处理，仅用三角

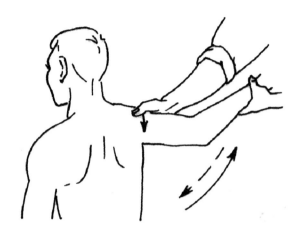

图 2 - 10　拇指挤压复位法

巾，将前臂悬吊固定包扎于胸前 2 ~ 3 周即可。合并有肩关节脱位或肱骨外科颈骨折的患者，在其整复脱位和骨折的过程中，也可使肱骨大结节的骨折移位随之复位。

四、肱骨外科颈骨折

肱骨颈骨折包括肱骨解剖颈骨折和肱骨外科颈骨折。其中最常见的是发生在肱骨解剖颈下 2 ~ 3cm 处的肱骨外科颈骨折，多见于中老年人。

（一）病因

肱骨外科颈骨折大多由于间接暴力所致，而直接暴力造成的比较少见。因其所受暴力的纵轴方向不同，可发生不同类型的骨折。一般可分为无移位（图 2 - 11A）和有移位两大类。其中有移位的又可分为肱骨外科颈外展型骨折（图 2 - 11B）和肱骨外科颈内收型骨折（图 2 - 11C）等。

1. 肱骨外科颈外展型骨折　大多由于间接暴力所致，跌仆时上肢处于外展位，躯干向伤侧倾斜，手掌着地，外力沿上肢纵轴向肩部冲击，传导集中于肱骨外科颈而发生骨折。近端骨片因受冈上肌、小圆肌及肩胛下肌的牵拉，而发生外展及轻度外旋；远端骨片因受三角肌、肱三头肌、肱二头肌、喙肱牵拉而向上移位；又因背阔肌、胸大肌及大圆肌、肱二头肌短头腱、喙肱肌等牵拉，而向内向前移位，甚至可发生重叠移位。若受过度外展外旋或后伸暴力，可先使肩关节发生脱位，而再发生肱骨外科颈骨折（图 2 - 11D）。

2. 肱骨外科颈内收型骨折　与外展型骨折相反，跌仆时上肢呈内收位，躯干向伤侧倾斜，手掌或肘部着地，外力沿上肢纵轴向肩部冲击所致。骨折后近端骨片呈

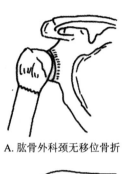
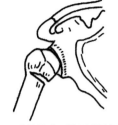

A. 肱骨外科颈无移位骨折　　　　B. 肱骨外科颈外展型骨折

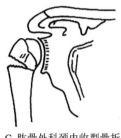
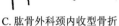
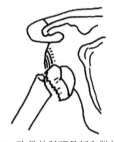

C. 肱骨外科颈内收型骨折　　　　D. 肱骨外科颈骨折和脱位

图 2 - 11　肱骨外科颈骨折分型

外展，远端骨片呈内收位。肱骨大结节与肩峰靠近，两骨折端向外向前成角移位，或发生侧方移位，严重时可出现重叠移位。

（二）症状与体征

主要症状为剧烈疼痛，局部肿胀明显畸形。伤肢比健侧略短，肩关节功能丧失。

1. 外展型骨折　伤肢上臂呈外展畸形，可因远端骨片向前方移位，而压迫神经和血管，使伤肢出现放射性疼痛，手部血液循环障碍。骨折处内前侧，常会出现皮下瘀斑。

2. 内收型骨折　伤肢上臂呈内收畸形，肩部外前侧，常出现皮下瘀斑。有时肩部外侧可触及远折端。

X 线片可明确诊断，查清移位情况。

（三）整复手法

1. 牵引拿正复位法　让患者仰卧在治疗床上，一般无须麻醉。特殊情况，可用局麻或臂丛麻醉。

（1）外展型骨折复位法：让助手甲用宽带或床单，由患侧腋下绕过，向健侧头上方牵引；助手乙用双手握住伤肢腕部，与助手甲同时用力进行持续牵引 1～2 分钟。然后，助手乙在牵引力下，将伤肢牵至外展位，略做旋转，再慢慢牵至内收位。

两助手做持续对抗牵引，术者用双手拿住两骨折断端，摸清移位情况，用双拇指向外推顶，进行拿正（图2-12）。

（2）内收型骨折复位法：让助手甲握住患者两髂骨固定，助手乙握住伤肢腕部，略用力牵拉，并慢慢移至外展位，在外展位下持续牵引。术者用双手握住骨折端，摸清移位情况，用双拇指推顶于肱骨外侧骨折端，进行拿正（图2-13），使其复位后，再收回至体侧。

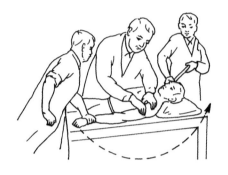 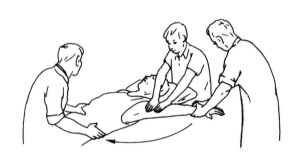

图2-12 外展型骨折复位法　　　　　　　图2-13 内收型骨折复位法

2. 牵引旋转复位法　让患者仰卧于治疗床上，让助手用软布带从伤肢腋下绕过，至对侧肩上方做牵引用；施术者双手握住伤肢腕部，使手心转至向上，与助手做对抗牵引。然后在牵引力下，边牵引边外展伤肢（助手牵引着布带相应地向相反方向转移）至外展130°左右，再旋转至手心向下（图2-14）。再边牵引边内收（助手相应地向肩上方转移）至伤肢贴于体侧。术者改用一手按住伤肢肩头，另一手握住伤肢腕部，并将伤肢抬举至伸直举手位约180°（图2-15），当触及响动说明已复位。再屈肘使伤肢前臂横于患者头上方。在屈肘情况下，收回至患者胸前方。然后，术者用一手按住伤肢肩部，另一手按住伤肢肘部，两手同时用力向中心挤压，使骨折端触顶嵌插牢固。

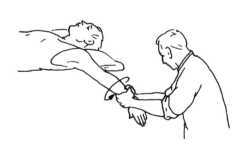 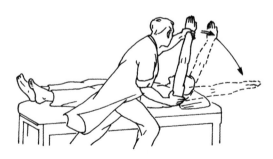

图2-14 外展旋转手心向下　　　　　　　图2-15 抬举伤肢至180°

（四）固定方法

将伤肢上臂呈中立位，屈肘90°，掌心向内，用4块小夹板做超肩关节包扎固定。其中内侧夹板略短，头上垫上棉花，呈蘑菇头状，伸入腋窝中，并于相应的部位加垫，以防再次移位，用绷带包扎固定牢固，悬吊于胸前（图2–16）。

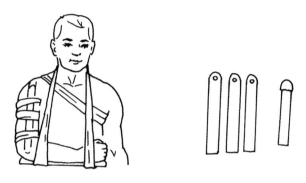

图2–16　包扎固定方法

（五）术后处理及功能锻炼

1. 应随时检查包扎固定松紧度，过松则起不到固定作用，且易发生再次移位；过紧则影响血液循环，使血肿不易吸收，甚至发生坏死。即使当时固定合适，1~2日后血肿吸收也会变松。所以，应当随时注意调节包扎松紧度。

2. 包扎固定之后，即可做指、腕、肘关节的轻度伸屈活动，以及前臂的旋前旋后活动。固定2周后可做肩关节的轻度活动，但应避免做肩关节的外展活动。

3. 固定3~4周拆除，可以进行轻度手法按摩肩部及上肢，用以改善血液循环，促进关节活动功能的恢复，也可配合中药热敷，促使肩关节的活动功能恢复。

五、肱骨干骨折

肱骨干为长管状骨，可分为上、中、下3段，上端与外科颈相连，下端与内外髁相连。

（一）病因

肱骨干骨折可发生在任何一段，并且多伴有不同程度的移位。一般可分为横断骨折、斜形骨折、螺旋形骨折和粉碎性骨折4种类型（图2–17）。

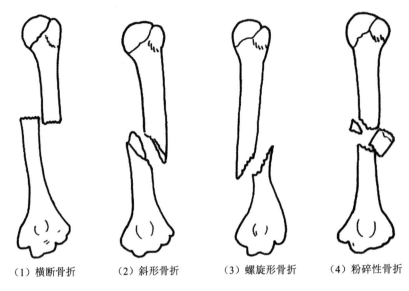

（1）横断骨折　　（2）斜形骨折　　（3）螺旋形骨折　　（4）粉碎性骨折

图 2－17　肱骨干骨折 4 种类型

1. 直接暴力　如磕碰、撞击、打击、挤压伤、火器伤等，常造成肱骨中上段的横断骨折或粉碎性骨折，有时也可发生开放性骨折或多处骨折等。

2. 间接暴力　分为传导性暴力和扭转性暴力两种。

（1）传导性暴力：如跌仆时掌或肘部触地，暴力传导至肱骨干而致骨折，常造成肱骨干的中下段骨折，多为斜形骨折或螺旋形骨折。

（2）扭转性暴力：如做掰手腕、投掷标枪或手榴弹等活动，由于上臂肌肉突然急剧而强烈的收缩，使肱骨干受到超负荷扭转暴力作用而发生骨折，常造成肱骨干中下 1/3 交界处的螺旋形骨折，称投掷骨折。

3. 肱骨干骨折的典型移位

（1）肱骨干上段骨折：骨折位于三角肌止点以上时，骨折近端因受胸大肌、背阔肌和大圆肌的牵拉而向前向内移位；骨折远端因受三角肌的牵拉而向上向外移位（图 2－18）。

（2）肱骨干中段骨折：骨折位于三角肌止点以下，骨折近端因受三角肌和喙肱肌的牵拉而向前向外移位；骨折远端因受肱二头肌和肱三头肌的牵拉而向上发生重叠移位（图 2－19）。

（3）肱骨干下段骨折：骨折断端移位方向多不固定，常随前臂和肘关节的位置变化而异。患者常将伤肢前臂贴近胸前，故大多引起骨折远端的内旋移位。

除了肌肉收缩牵拉作用之外，骨折的移位方向，还受外力的方向、患者的体位及肢体重力等因素影响，在诊断治疗时应加以考虑。

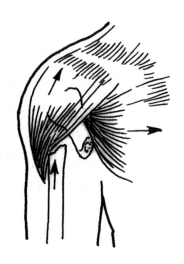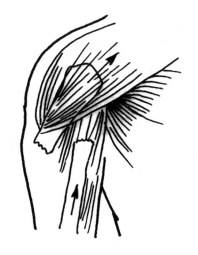

图 2-18　骨折在三角肌止点以上移位情况　　　　图 2-19　骨折在三角肌止点以下移位情况

（二）症状与体征

肱骨干骨折后，局部出现明显肿胀疼痛和功能障碍。大多数完全骨折都有不同程度移位。

1. 上臂畸形　由于骨折移位引起上臂增粗缩短畸形，局部出血肿胀有时比较广泛，并有皮下瘀斑，伤肢活动功能丧失。检查时有明显的局限性压痛、异常活动及骨擦音，可出现沿纵轴挤压痛和叩击痛。

2. 检查有无桡神经损伤　如垂腕、拇指不外展等现象，并注意检查桡动脉搏动情况。

3. X 线检查　应拍摄包括肩肘关节在内的肱骨正侧位 X 线片，以明确诊断，查清移位情况并判断骨折类型，为骨折整复治疗提供方便。

（三）整复手法

1. 横断骨折复位法　让患者仰卧在治疗床上，助手甲用双手握住伤肢近肩腋部，助手乙用双手握住伤肢腕部，将伤肢牵拉至外展80°，两助手协同稍用力持续进行对抗牵引。术者用双手摸清骨折移位情况，并进行分筋理筋，促使其肌肉放松。然后，术者再用双手分别握住骨折两端，双拇指顶于向外移位的骨折端，用力向内侧推顶，当拇指触觉对位良好即已复位。术者再用触顶嵌插法，使其嵌插牢固。

2. 斜形螺旋形骨折牵引拿正法　让患者仰卧在治疗床上，助手甲用双手握住伤肢上臂近端近肩腋部，助手乙用双手握住伤肢腕部，使其掌心向上。两助手协同稍用力牵引上肢。术者先用双手摸清骨折移位情况，并进行分筋理筋，捏揉骨折附近肌肉，使其放松，然后再根据其移位情况，予以拿正。

3. 旋转性移位旋转复位法　让患者仰卧在治疗床上，助手甲、乙先做持续对抗牵引，施术者进行分筋理筋摸清移位情况。然后，用双手握住伤肢肘部（骨折远端），按其旋转移位的具体情况，进行与其骨折移位相反方向的逆转。即向外旋转移位者，做向内旋转手法使其复位；向内旋转移位者，做向外旋转手法使其复位。再进行捏合，使其复位牢固，对位对线良好。对于螺旋形骨折的旋转移位，也可根据其旋转移位情况，做与其相对应的旋转复位手法，使其复位。必要时可在 X 线下进行手法复位。

（四）固定方法

1. 肱骨干上 1/3 处骨折　在上臂做超肩关节固定。可根据原移位情况，在适当部位加垫，以防发生再次移位。

2. 肱骨干中 1/3 处骨折　用 4 块小夹板只固定伤肢上臂即可。根据移位情况加垫。

3. 肱骨干下 1/3 处骨折　用 4 块小夹板，在上臂做超肘关节固定，并根据移位情况，在相应部位加垫，以防发生再次移位。

4. 肱骨干粉碎性骨折及蝶形骨折片　整复复位后，按其移位情况在相当部位加垫，用 4 块小夹板包扎固定（图 2－20）。

5. 肱骨干骨折　一般采用 4 块小夹板包扎固定，其长短可根据需要而定，其宽度为每块夹板不超过上臂最大周径的 1/5。肘关节呈屈曲位，手心向内，前臂横于胸前，用托板绷带悬吊于胸前（图 2－21）。

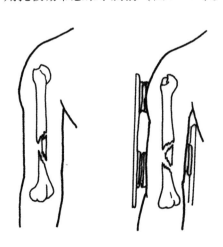
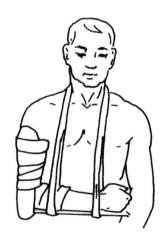

图 2－20　粉碎性骨折的固定　　　　图 2－21　肱骨骨折的包扎固定

（五）术后处理及功能锻炼

1. 固定后应随时注意包扎松紧度，以及骨折对位情况。必要时做适当调整，若发生移位，应当进行重新整复复位。

2. 注意观察有无分离移位，或对位不稳定等情况。如有分离移位，会造成骨折不愈合，或延期愈合。所以，应用触顶嵌插法，但做此手法之前应当注意，一般分离移位或复位后不稳定者，大多在两骨折断端之间有软组织嵌入，应先进行分筋理筋及旋转两骨折端，使嵌入的软组织退出后，再做触顶嵌插法，方可成功。

3. 超关节固定者应过 2～3 周改为不超关节固定，以便进行功能锻炼。

4. 活动功能锻炼

（1）早期：即骨痂形成之前，开始可做上臂的肌肉主动收缩活动，以加强骨折端的接触。还可做指掌腕关节的功能活动，促使气血流通和活动功能的恢复。在此期间应避免做肩肘及上臂的旋转活动，以免发生骨折的再次移位。

（2）中期：骨痂形成至临床愈合，即拆除超关节固定之后，除做上述功能活动锻炼之外，还应当做肩肘关节的屈伸活动。

（3）后期：临床愈合后，除继续做中期的功能锻炼外，还应做举臂摸头、反臂摸腰、双臂轮转等活动。然后，方可锻炼持重物活动。

六、肱骨髁上骨折

肱骨髁在肱骨下端，扁薄而宽大，呈扁铲状，在其下端两侧分为内外髁及其相对应的内上髁和外上髁。内、外髁之间有一纵行骨嵴，将关节面分成两半，内侧关节面与尺骨鹰嘴构成肱尺关节，外侧关节面与桡骨小头构成肱桡关节，加上尺桡上关节，统称为肘关节。

肘关节完全伸直时，前臂与上臂呈 5°～7°外展，称为携带角（图 2－22A）。肱骨下端（肱骨髁又称为肱骨小头）的骨骺纵轴线与肱骨干的纵轴线相交叉呈 30°～50°的前倾角（图 2－22B）。在干骺分离后此角大于 50°或小于 30°时，则肘关节的屈伸活动受限。

在人体的生长发育时期，肱骨下端先有 4 个骨化点，至 16～17 岁时才完全融合。在儿童时期，肱骨下端因有数条骨骺线，骨质比较薄弱。所以，容易发生骨折或干骺分离。

肱动静脉血管和正中神经，从肱骨下端内侧逐步转向肘窝的前侧，由肱二头肌腱膜下通过进入前臂。因此，髁上骨折时，容易刺伤或压迫神经血管，引起前臂缺血性痉挛或麻木。

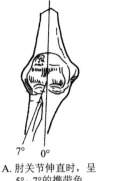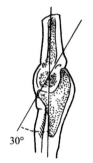

A. 肘关节伸直时，呈
5°~7°的携带角

B. 肱骨小头与肱骨纵轴
呈30°~50°前倾角

图2-22　肱骨下端倾斜角

（一）病因

肱骨髁上骨折是儿童时期易发生的骨折，好发于10岁左右的儿童。由于受伤时的暴力形式和肘关节所处体位的不同，可引起不同类型的髁上骨折，一般将其分为伸直型和屈曲型两种类型。

1. 伸直型肱骨髁上骨折　临床比较多见，跌仆时手掌着地，肘关节处于伸直位或半伸位，暴力沿前臂传导至肱骨下端，使肱骨髁上最薄弱处发生骨折。骨折线多从前下方向后上方倾斜，骨折远端向后上方移位（图2-23A）。

2. 屈曲型肱骨髁上骨折　大多由直接暴力引起，如跌仆时肘关节屈曲，肘后部着力，暴力作用于肱骨下端偏后引起的骨折。骨折线由前上方向后下方倾斜，骨折远端向前上方倾斜移位（图2-23B）。

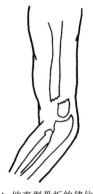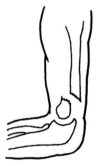

A.伸直型骨折的移位　　　　B.屈曲型骨折的移位

图2-23　肱骨髁上骨折类型

（二）症状与体征

伤肢肘部明显肿胀疼痛，肘关节活动功能丧失。检查肱骨髁上方压痛，有异常活动和骨擦音，肘部畸形。伸直型骨折在屈肘45°时，肘尖向后突出，形似肘关节脱位。若肘部肿胀不显著，可清楚摸到骨性标志，即尺骨鹰嘴与内外髁骨，在屈肘时呈等腰三角形（图2-24A）。当肘关节伸直时，其三点连成一条线（图2-24B），可与肘关节脱位相鉴别（肘关节脱位时，骨性三点标志消失）。X线片可明确骨折类型及其移位情况。

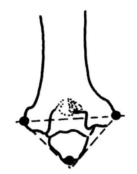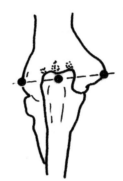

A. 屈肘90°时，肱骨内外上髁与　　　　　B. 肘关节伸直位，肱骨内、外上髁与
尺骨鹰嘴三点呈等腰三角形　　　　　　　尺骨鹰嘴三点在一条直线上

图2-24 肘后骨性三点标志

（三）整复手法

1. 伸直型推顶复位法　让患者仰卧在治疗床上，施术者首先捏揉伤肢肌肉，进行分筋理筋，助手甲用双手握住伤肢上臂近肩腋部，助手乙握住伤肢前臂，于屈肘位稍用力牵引，术者一手握住上臂下段前侧向后推顶，同时另一手掌托住肘尖部，用力向前推顶（图2-25），当触及骨擦音，再略向前用力，即可复位。

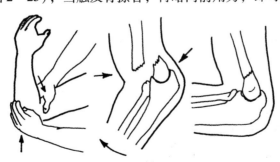

图2-25 伸直型扳顶复位法

2. 屈曲型扳顶复位法 让患者仰卧在治疗床上，施术者先进行分筋理筋，轻度捏揉上肢肌肉。助手甲用双手握住伤肢上臂近肩腋部固定，助手乙用双手握住前臂呈屈肘位，稍用力牵拉。术者双手分别握住两骨折端，用双拇指顶住骨折近端后侧，用力向前折顶，使其复位（图2-26），当折顶触及骨擦音后，再向后微拉（即用折顶复位法），即可复位。

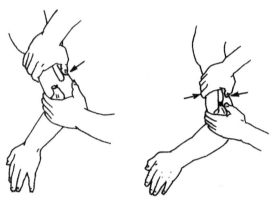

图2-26 屈曲型扳顶复位法

（四）固定方法

无论伸直型或屈曲型骨折，整复复位后，均应做屈肘位固定（以往认为屈曲型骨折伸直固定是防止其再移位，但2周后应改为屈曲位固定以防关节强直而造成残疾）。用4块小夹板，做超肘关节固定，依据骨折移位情况，在相应部位加垫。

1. 伸直型骨折 在骨折近端前侧及骨折远端后侧，分别放置压垫（图2-27A）。

2. 屈曲型骨折 在骨折近端后侧及骨折远端前侧，分别放置压垫（图2-27B）。

3. 骨折远端向内侧移位时 在骨折近端外侧及骨折远端内侧，分别放置压垫（图2-27C）。

4. 骨折远端向外侧移位时 在骨折近端内侧及骨折远端外侧，分别放置压垫（图2-27D）。

包扎固定后，将伤肢于屈肘中立位悬吊于胸前，固定4周左右（图2-28）。

（五）术后处理及功能锻炼

1. 密切观察伤肢的血液循环情况，特别是桡动脉的搏动情况，手部有无肿胀、疼痛、麻木及皮肤颜色和温度的变化。如有变化应及时调整固定包扎的松紧度等。

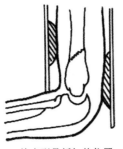 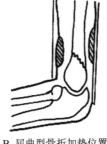

A. 伸直型骨折加垫位置   B. 屈曲型骨折加垫位置

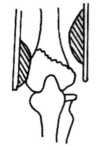 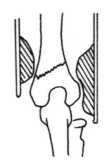

C. 远端向内移位时加垫位置   D. 远端向外移位时加垫位置

图 2 - 27　肱骨髁上骨折加垫位置

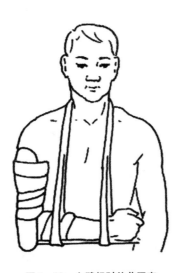

图 2 - 28　上臂超肘关节固定

2. 注意观察骨折有无再次移位，特别是向外成角移位（肘内翻）。若移位应及时纠正。

3. 进行功能锻炼，于固定之日起，即可做手及腕部的屈伸活动，上臂及前臂可做肌肉主动收缩活动。2 周后可做肘关节的轻度屈伸活动。3～4 周拆除固定后，进行正常活动功能锻炼，并可配合按摩手法，促其早日恢复功能。

七、肱骨髁间骨折

（一）病因

肱骨髁间骨折的受伤机制与肱骨髁上骨折相同，但其所受暴力更大，在造成肱骨髁上骨折的同时，尺骨鹰嘴的半月切迹将肱骨髁劈成两半。因此，肱骨髁间骨折比较少见，可发生于成年人，为关节内骨折。由于关节面被破坏，整复比较困难，固定不稳，易遗留关节僵直等。

肱骨髁间骨折也可分为伸直型和屈曲型。如由高处跌下，肘关节伸直，手掌着地，暴力沿前臂丛轴传至肱骨下端，先造成肱骨髁上骨折，同时由于自上而下的重力，使肱骨近端骨折端将肱骨内外髁劈开，并向前移位，为伸直型，其骨折线多呈 T 字形（图 2-29A）。若由高处跌下时，肘关节屈曲，以肘部着地，暴力直接作用于尺骨鹰嘴，经尺骨鹰嘴的半月切迹，将肱骨髁劈开呈内外两个骨块，其近端向后移位，远端向前移位，而成为屈曲型，其骨折线多呈 Y 字形（图 2-29B）。

髁间骨折的移位大多比较严重，软组织损伤及肿胀均较显著，必须注意有无血管及神经的损伤。

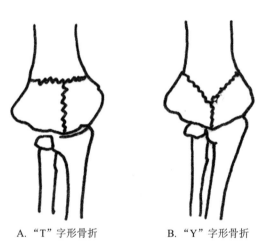

A. "T"字形骨折   B. "Y"字形骨折

图 2-29　肱骨髁间骨折的类型

（二）症状与体征

伤肢肘部肿胀显著，疼痛剧烈，明显畸形，关节腔内多有积血，活动异常，可有骨擦音。从肘后方观察，正常的肘后骨性标志消失，肱骨下端明显增宽，可与肘关节脱位相鉴别。X 线片可详细了解骨折移位情况。

（三）整复手法

牵引屈伸拿正复位法　让患者仰卧在治疗床上，或坐于治疗凳上，让助手用双手握住伤肢上臂固定。施术者先用双手捏揉伤肢肌肉，分筋理筋，摸清骨折移位情况，然后一手握住腕部，一手握住前臂与助手做对抗牵引，再用握前臂之手托住肘尖部，拇指与其余四指相对，分别捏住肱骨内外髁，向一块捏合，同时稍用力牵拉，当触及响动，说明已复位。再反复做肘关节的屈伸活动数次，并进行拿正，使其完全复位。

无论伸直型或屈曲型肱骨髁间骨折，均可采用以上方法复位。

（四）固定方法

用 4 块小夹板做上臂超肘关节固定，在内外髁处分别加用中心凹陷形的棉垫。其他部位，根据移位情况加垫，可参照肱骨髁上骨折的固定加垫方法。

（五）术后处理及功能锻炼

1. 有条件的地方，应定期拍 X 线片复查，若发现再次移位应及时纠正。
2. 其他处理及功能锻炼，可参照肱骨髁上骨折进行。

八、肱骨外髁与内上髁骨折

肱骨髁由肱骨内外上髁、肱骨小头、肱骨滑车的骨骺相继骨化而成。一般肱骨小头骨骺骨化中心，在出生后 11～17 个月时出现；内上髁骨骺骨化中心，在 5～11 岁时出现；滑车骨骺骨化中心，在 8～11 岁时出现；外上髁骨骺骨化中心，在 12～13 岁时出现。至 14 岁以后，肱骨小头与滑车骨骺才会融合。到 16～19 岁，各骨骺才与肱骨下端呈骨性融合。因此，在儿童和青年时期，在肱骨干与肱骨髁连接处是个薄弱环节，在跌仆磕碰或肌肉强力牵拉时，易于发生撕脱断裂于骨化之处，尤以肱骨外髁骨折和肱骨内上髁骨折比较常见。

（一）病因

肱骨髁部骨折以肱骨外髁骨折较为常见，肱骨内上髁骨折次之。

1. 肱骨髁部骨折　多发生于儿童，常由间接暴力所致。跌仆时肘关节轻度屈曲，手掌着地，外力沿桡骨向上冲击肱骨外髁引起骨折。骨折块包括肱骨小头骨骺及滑车的邻近部分，以及部分干骺端的骨质。因前臂伸肌群附着于肱骨外髁上，肱骨外髁发生骨折后，由于前臂伸肌群的牵拉，可使骨折块发生不同程度的移位，按其移位程度，将其划分为以下3度（图2-30）。

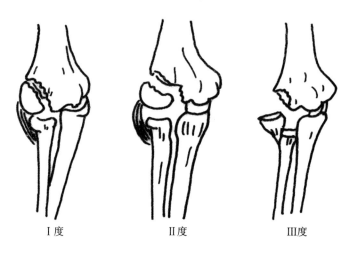

Ⅰ度　　　　　　　　Ⅱ度　　　　　　　　Ⅲ度

图2-30　肱骨外髁骨折移位

（1）Ⅰ度骨折：无移位或骨折后无明显移位。

（2）Ⅱ度骨折：骨折后有轻度移位或仅有向外侧移位。

（3）Ⅲ度骨折：旋转移位，包括前后轴、左右轴和上下轴上的旋转移位。

2. 肱骨内上髁骨折　常发生于少年儿童，也可见于青年人，多为间接暴力所致。跌倒时肘关节伸直过度外翻，肱骨内上髁被前臂屈肌群的骤然剧烈收缩撕脱。如投掷手榴弹及投掷标枪等，多能引起此类骨折。也可见于直接暴力的磕碰、冲撞而引起者。骨折发生后，由于前臂屈肌群的收缩牵拉作用，大多有不同程度的移位。根据骨折块的移位程度，将其划分为以下4度（图2-31）。

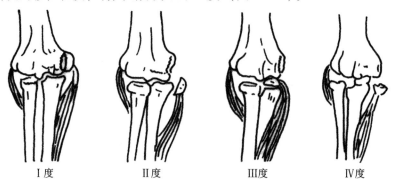

Ⅰ度　　　　　Ⅱ度　　　　　Ⅲ度　　　　　Ⅳ度

图2-31　肱骨内上髁骨折移位

（1）Ⅰ度骨折：因为部分筋膜尚未完全断裂，所以骨折块仅有轻度移位。

（2）Ⅱ度骨折：骨折块完全分离，并有旋转移位，但仍位于肘关节水平面上。

（3）Ⅲ度骨折：骨折块有旋转移位，并且嵌入肘关节腔内。原因是遭受强大的外翻暴力促使肘内侧关节囊等软组织广泛撕裂，造成肘关节内侧间隙增宽，致使被撕脱的内上髁被带入关节腔内，被肱骨滑车及尺骨半月切迹的关节面紧紧夹住导致的骨折。

（4）Ⅳ度骨折：骨折块有旋转移位，同时合并有肘关节向桡侧脱位，骨折块的骨折面背向肱骨滑车。

肱骨内上髁骨折容易引起尺神经损伤，故在临床整复当中，应特别予以注意。

（二）症状与体征

1. 肱骨外髁骨折　肘部外侧肿胀疼痛，肘关节处于轻度内翻微屈位，活动功能障碍。有明显移位者，可于肘外侧触及移位活动的骨折块及骨擦音。

2. 肱骨内上髁骨折　肘部内侧肿胀疼痛或有瘀斑，肘部活动功能障碍或有畸形。可于肘部内侧触及活动移位的骨折块及骨擦音（Ⅲ度骨折除外），并应注意有无尺神经损伤的症状。X线片可显示骨折移位情况。

（三）整复手法

1. 肱骨外髁骨折侧方移位复位法　让患者仰卧于治疗床上，或坐于治疗凳上，施术者先捏揉伤肢肌肉，分筋理筋，摸清骨折移位情况。然后，用一手握住伤肢腕部，另一手握住肘部略下方，使伤肢屈曲至100°左右，此时前臂伸肌群完全放松。术者用握肘之手的拇指，按于骨折块的外下方，用力向上后方推挤按压，同时另一握腕之手将伤肢拉至伸直位。如此反复数次，至其复位为度（图2-32）。于屈肘90°中立位，固定3~4周。

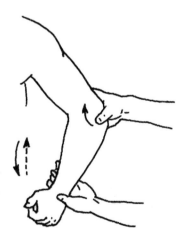

图2-32　肱骨外髁整复手法

2. 肱骨外髁骨折旋转移位复位法　让患者仰卧于治疗床上或坐于治疗凳上，让助手双手握住伤肢上臂固定。施术者用一手握住伤肢腕部，与助手做对抗牵引，另一手握住肘部下方，使肘关节屈曲至100°左右，再使前臂旋后，肘部外翻。术者用拇指按压于肿胀处，使骨折处的肿胀暂时消退，以便于摸清骨折块的前后边缘，用拇指按压于骨折块的外下方，将骨折块由外下向内上斜向推压，在骨折块接近近端骨折面时，再向后方扣压（相当于旋转），即可复位。若一次不能复位时，可反复做数次，直至复位为止。

3. 肱骨内上髁Ⅰ、Ⅱ度骨折复位法 让患者仰卧于治疗床上或坐于治疗凳上，让助手双手握住伤肢上臂固定。施术者用一手握住伤肢腕部，另一手托住肘部，用拇指按压于骨折块的下方，用力向外上方推压，同时反复屈伸肘关节，当触及响动，即已复位。

4. 肱骨内上髁Ⅲ度骨折复位法 让患者仰卧于治疗床上或坐于治疗凳上，让助手双手握住伤肢上臂固定。施术者用一手握住伤肢上臂下段向内侧用力扳，另一手握住伤肢前臂上段向外侧用力扳，促使肘关节极度内翻，轻轻做屈伸肘关节活动，促使嵌入关节腔内的骨折块退出（若属Ⅳ度骨折，用此手法也可促使肱尺关节复位），然后，再按Ⅰ、Ⅱ度骨折复位法进行整复，即可复位。

（四）固定方法

肱骨外髁及内上髁骨折，无论几度骨折，在其整复后，均可采用小夹板或塑形纸板做超肘关节包扎固定。在内外髁部各用一中心凹陷的棉垫，于屈肘90°中立位，用托板将前臂悬吊于胸前。

（五）术后处理及功能锻炼

1. 对肱骨内上髁骨折，要特别注意有无尺神经损伤的症状，应及时处理。

2. 固定1周内，只可做手指的轻度屈伸活动。但应禁止做握拳及前臂的旋转活动，以免发生再次移位。

3. 固定3~4周后，除去夹板，进行轻度按摩和活动功能的锻炼。

九、桡骨小头骨折

桡骨小头骨折比较常见，多发生于20岁以下的青年人。但由于桡骨小头骨折多为无移位的裂纹骨折或压缩性骨折，X线片上多不能明显显示，在临床上常被忽略而漏诊。

（一）病因

桡骨小头骨折是因患者跌倒时，肘关节伸直，前臂呈旋前位，手掌触地所产生的暴力沿桡骨纵轴向上传导至桡骨小头处，再由于肱骨髁冲击，引起的桡骨小头和颈的骨折。当肘关节在伸直位支撑躯干重力时，容易发生过度外展现象，桡骨小头外侧承受较大的冲力，故易发生裂纹、劈裂或压缩性骨折；有时甚至外侧关节面的一半被撞掉而向下移位。也有的桡骨小头骨折之后，呈现"歪戴帽"现象。一般将其分为以下几种类型（图2－33）。

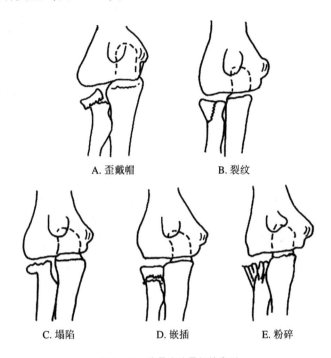

A. 歪戴帽　　　　　　B. 裂纹

C. 塌陷　　　　D. 嵌插　　　　E. 粉碎

图2－33　桡骨小头骨折的类型

1. 桡骨颈骨折　又称桡骨小头骨骺分离，骨折后桡骨小头向外侧移位，大部分呈"歪戴帽"形。

2. 桡骨小头裂纹性骨折　包括桡骨头颈骨折后移位微小的骨折。

3. 桡骨小头塌陷性骨折　又称桡骨头压缩性骨折。

4. 桡骨小头嵌插性骨折　桡骨颈骨折后被挤压而嵌插在桡骨干上。

5. 桡骨小头粉碎性骨折　桡骨头被压挤呈数块碎骨片。

（二）症状与体征

桡骨小头骨折后，可见肘关节外侧肿胀疼痛。检查桡骨小头局部压痛，前臂旋转活动受限，尤以旋后受限明显。X线片可显示桡骨小头骨折移位情况和骨折的不同类型。5岁以下儿童桡骨小头尚未发育完全，多不能显影，可根据临床表现进行诊断，并应与桡骨小头半脱位相鉴别，以免误诊漏诊。

（三）整复手法

屈伸旋转推按法　让患者仰卧于治疗床上，施术者先轻轻按揉伤肢，分筋理筋，摸清骨折移位情况。让助手用双手握住伤肢上臂固定。术者用一手握住伤肢腕部，另一手握住肘部，并以拇指按压于桡骨小头骨折处，先与助手同时略用力做对抗牵引，再将伤肢肘关节屈曲至90°，同时用拇指向内上后方用力推按（图2-34）。在推按骨折处的同时，进行前臂的旋前活动（图2-35），当触及响动，即已复位。若对位不理想，可反复按上述手法整复，直至对位良好为止。

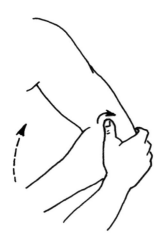

图2-34　屈肘推按骨折处

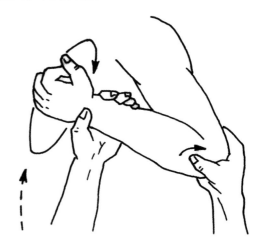

图2-35　推按同时旋前前臂

（四）固定方法

用小夹板或塑形纸板，做前臂超肘关节包扎固定，在相应部位（桡骨小头外侧）加用棉垫，防止发生再次移位。用托板绷带将前臂呈中立位悬吊于胸前，固定3～4周。

（五）术后处理及功能锻炼

略同于肱骨髁骨折。

十、尺骨上段骨折合并桡骨小头脱位

尺骨上段骨折合并桡骨小头脱位，也称为孟氏骨折，属于前臂特殊类型的骨折，治疗也较困难。

（一）病因

在患者跌倒时，伴有前臂旋前，手掌触地，暴力经尺骨传导于上段，造成尺骨上段骨折。残余暴力继而促使骨折和桡骨小头脱位，为间接暴力所致。直接暴力的撞击、磕碰、打击也可造成这类骨折。按其暴力方向和移位情况，可分为以下4种类型（图2-36）。

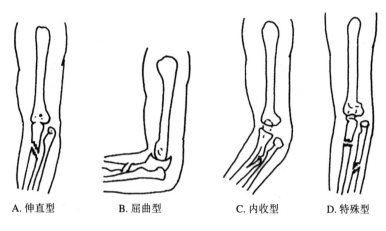

A. 伸直型　　　　　B. 屈曲型　　　　　C. 内收型　　　　　D. 特殊型

图2-36　孟氏骨折的类型

1. 伸直型　间接暴力所致，跌倒时肘关节伸直，前臂旋前或中立位，手掌触地，造成尺骨上段骨折。大多为斜形骨折，多伴有向掌侧或桡侧成角移位。促使桡骨小头向前外方脱出。若为直接暴力，从肘后打击尺骨上段造成的骨折，大多为横断骨折或粉碎性骨折，多伴有向掌侧或桡侧成角移位或重叠移位，促使桡骨小头向前外侧脱出。

2. 屈曲型　患者跌倒时，肘关节屈曲，前臂旋后，手掌着地，造成尺骨上段骨折，大多为短斜形或横断骨折，多向背侧或桡侧成角移位，促使桡骨小头向后外侧脱出。

3. 内收型　比较少见，可发生于幼儿，跌倒时身体偏向一侧，肘关节伸直内收，前臂旋前，手掌触地，引起尺骨上段骨折，多呈青枝骨折，弓背状向桡侧成角移位，促使桡骨小头向外侧脱出。

4. 特殊型　由于暴力较大，或直接暴力冲撞、打击，造成尺桡骨双骨折，合并有桡骨小头脱位。

（二）症状

前臂上段肿胀、疼痛、畸形、活动功能受限。可于尺骨上段摸到成角移位或畸形。在肘关节外侧，前外方或后外方，可摸到脱出的桡骨小头。结合外伤史和 X 线检查，不难做出明确诊断。并应注意有无桡神经损伤的症状。

（三）整复手法

无论何种类型的孟氏骨折，均可按照下列手法整复复位。

牵引屈伸旋摇复位法：让患者仰卧于治疗床上，让助手双手握住上臂固定。施术者用双手握住伤肢腕部与助手做对抗牵引。然后，术者改用一手牵引，挪出一手按揉前臂肌肉，分筋理筋，摸清骨折脱位的移位情况，并进行拿正。再用拇指按于桡骨小头处，顺势用手握紧肘关节，先反复进行屈肘活动，再进行前臂旋后活动（图 2 - 37）。再将伤肢伸直，与助手做对抗牵引，并持续 1 ~ 2 分钟。牵引之后，再将伤肢做屈肘活动。伤肢屈肘之后，再做前臂的旋前活动（图 2 - 38）。旋前之后，再将伤肢伸直牵引，反复进行活动，直至其骨折脱位均已复位。若其对位不良，可再反复进行整复，至其对位良好为止。然后进行理筋分骨。

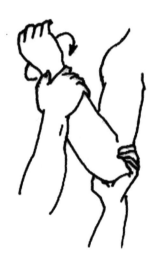

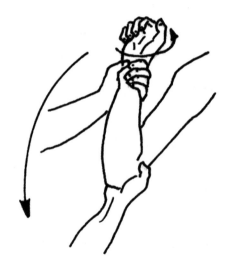

图 2 - 37　做屈肘旋后活动　　　　　　　图 2 - 38　屈肘后再旋前

（四）固定方法

用两块小夹板，做前臂超肘关节固定。根据移位情况加用棉垫和分骨垫，以防骨折及桡骨小头的再次移位。用托板和绷带将伤肢于屈肘中立位，悬吊于胸前（图 2 - 39）。

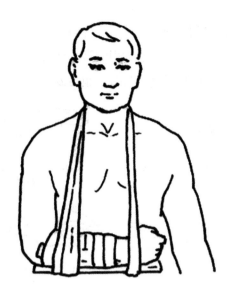

图 2 – 39　屈肘中立吊于胸前

（五）术后处理及功能锻炼

1. 注意观察伤肢血液循环和肿胀情况，及时调节包扎固定松紧度，以免发生缺血性痉挛。

2. 定期复查，一般 3 ~ 4 日复查 1 次，发现再次移位应及时纠正。

3. 在整复固定前 2 周内，只可做前臂肌肉的主动收缩和手指的屈伸活动。2 周后可做肩关节的旋转上举活动和腕肘关节的屈伸活动。但禁止做前臂的旋转活动。

4. 固定 5 ~ 6 周后拆除，即可进行按摩和正常活动功能的锻炼。

十一、尺桡骨骨干骨折

尺桡骨骨干骨折又称前臂骨折，可单独发生于尺骨干或桡骨干，也可同时发生尺桡骨双骨折。临床上以尺桡骨双骨折最多见，桡骨干骨折次之，尺骨干骨折较少见。

（一）病因

尺桡骨骨干骨折比较常见，并且大多发生程度不同的移位。前臂伸屈肌群的牵拉力，是骨折发生重叠移位的重要因素；旋前旋后肌群的牵拉力，是骨折发生旋转移位的重要因素。

1. 尺桡骨双骨折（图 2 – 40）　直接暴力引起者，骨折多发生在同一平面，大多呈横断形或粉碎性骨折。间接暴力引起者，桡骨上段或中上 1/3 发生横断骨折，较低平面的尺骨发生斜形骨折。扭转暴力引起者，两骨呈骨折线相一致的斜形骨折，但并不发生在同一平面，一般桡骨高于尺骨，也可发生螺旋形骨折。

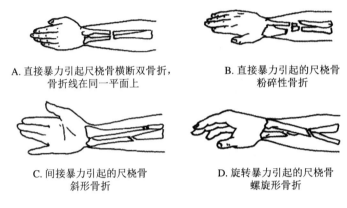

A. 直接暴力引起尺桡骨横断双骨折，
骨折线在同一平面上

B. 直接暴力引起的尺桡骨
粉碎性骨折

C. 间接暴力引起的尺桡骨
斜形骨折

D. 旋转暴力引起的尺桡骨
螺旋形骨折

图 2-40　尺桡骨双骨折的类型

2. 桡骨干骨折　多为间接暴力所引起，骨折线在旋前圆肌止点以上者，近端呈屈曲旋后位，远端旋前；骨折线在旋前圆肌止点以下者，近端大致处于中立位，远端旋前。

3. 尺骨干骨折　多为直接暴力所引起，骨折线多在中下 1/3 处，大多向掌侧和桡侧出现成角移位，一般移位不大。

（二）症状

伤肢前臂出现肿胀疼痛和畸形，活动功能障碍。骨折局部压痛明显，可有异常活动或骨擦音。X 线片可明确显示骨折及其移位情况。

（三）整复手法

1. 尺桡骨双骨折折顶复位法　让患者仰卧于治疗床上，让助手双手握住伤肢上臂固定。施术者一手握住伤肢腕部，稍用力牵引；另一手着力，先捏揉前臂肌肉，分筋理筋，摸清骨折移位情况。对其横断骨折，用向掌侧折顶法整复。术者用双手分别握住尺桡骨的远端，两拇指顶于两骨折远端的背侧，稍用力牵引，同时向掌侧折顶（图 2-41），使其转变为成角移位，当其骨折端接触对位之后，再稍用力牵拉和向背侧拉回至直（图 2-42），即可达到对位良好。

2. 尺桡骨单骨折折顶拿正法　让患者仰卧于治疗床上，助手甲双手握住伤肢上臂，助手乙握住伤肢腕部，两助手同时做对抗牵引。施术者先用双手捏揉前臂肌肉，分筋理筋，摸清骨折移位情况。对其横断骨折的重叠移位，采用向掌侧折顶复位法，即双手分别握住两骨折断端，双拇指顶于骨折处背侧，向掌侧用力折顶，使重叠移位或侧方移位，转变为成角移位，在其骨折断端抵触对位之后，再向背侧折回至直（图2-43），即可达到良好复位。对其斜形或螺旋形骨折，在与助手牵引的同时，将前臂旋转至中立位，用另一手进行拿正，即可复位（图2-44）。若其对位尚不满意，可捏紧骨折处，略进行前臂的旋前旋后活动，即可达到复位良好。

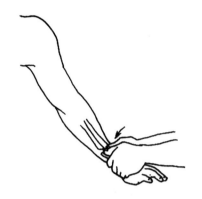

图2-41　双手向掌侧折顶

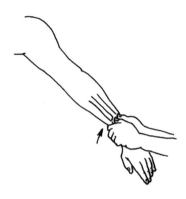

图2-42　牵引下向背侧折回

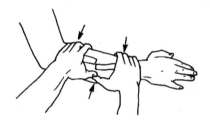

图2-43　尺桡骨双骨折折顶复位法

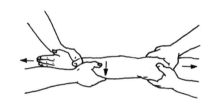

图2-44　尺桡骨单骨折拿正复位法

此类骨折整复的基本原则，概括为"接桡不接尺，接横不接斜。横正斜自直，横错斜必移"。其意思是强调在尺桡骨双骨折中，桡骨干骨折的对位情况和横断骨折的对位情况，在骨折的治疗愈合过程中起着主导作用。

（四）固定方法

一般采用两块小夹板包扎固定前臂的掌背两侧即可。固定之前应进行理筋分骨，即用双手分开肌肉及尺桡骨干之间的距离，将其骨折捋顺，然后垫上分骨垫，用夹板包扎固定，再用托板绷带将伤肢于屈肘中立位，悬吊于胸前。夹板宽度约为前臂上下端最大周径的1/3。尺桡两侧一般无须夹板，如用也只要很窄的一条，约为前臂最大周径的1/7。为防止再移位，可在相应部位加垫。

（五）术后处理及功能锻炼

略同于孟氏骨折。前臂尺桡骨双骨折与尺桡骨单骨折的术后处理及功能锻炼基本相同。

十二、桡骨中下1/3骨折合并下尺桡关节脱位

桡骨中下1/3骨折合并下尺桡关节脱位，又称为盖氏（Galeazzi）骨折。可以单独发生桡骨骨折，也可同时伴有尺骨骨折。

（一）病因

患者跌倒时，手部桡侧撑地，前臂旋前，在造成桡骨中下段骨折的同时，合并有不同程度的下尺桡关节脱位。同时也可损伤三角软骨或撕脱尺骨茎突，骨折的稳定性较差，桡骨骨折远端常因旋前方肌的牵拉和拇长展肌及拇短伸肌的缠绕压迫作用而向尺侧移位。若跌仆时，前臂旋后或手背撑地，则桡骨骨折远端多伴有向掌侧移位；如跌仆时，前臂旋前，手掌撑地，则桡骨骨折远端常向背侧移位。直接暴力打击也可造成此类骨折。

（二）症状

盖氏骨折表现为下尺桡关节肿痛，畸形、松弛，前臂旋转功能障碍。腕关节的前臂X线片可进一步明确诊断。盖氏骨折分为以下3型。

1. 稳定型　无移位或轻度移位的桡骨中下段骨折或青枝骨折，合并下尺桡关节脱位（包括尺骨下端骨骺分离）。

2. 不稳定型　有移位的桡骨中下段骨折，合并下尺桡关节脱位，骨折部多在桡骨中下1/3附近，呈短斜形或螺旋形骨折，或伴有粉碎骨片。不稳定型又分为以下两个类型。

（1）尺偏型：桡骨骨折远端向尺侧偏移，多数呈现典型的尺掌侧移位。

（2）桡偏型：桡骨骨折远端向桡背侧偏移，其骨折线多呈短斜形。

3. 特殊型　尺桡骨双骨折（包括尺骨呈现弧形弯曲者），同时合并有下尺桡关节脱位。

（三）整复手法

1. 牵引摇腕拿正法 让患者仰卧于治疗床上，让助手双手握住伤肢上臂固定。施术者一手握住伤肢腕部固定，另一手握住伤肢手掌，与助手做对抗牵引，在牵引力下，再反复做前臂的旋前旋后活动，并做尺偏桡偏活动，交替做向内向外摇腕活动，以促使其下尺桡关节复位。然后，再根据移位情况，纠正桡骨中下 1/3 骨折的移位。

2. 其他手法 若属横断骨折的重叠移位或侧方移位，可用折顶复位法整复。若属斜形、螺旋形或粉碎性骨折，可用拿正法予以整复。同尺桡骨骨干骨折的整复方法。

（四）固定方法

用 4 块小夹板做前臂超腕关节包扎固定，并于相应部位加垫，在尺骨小头尺侧加用压骨垫，以防下尺桡关节的再次滑脱和骨折的再移位。伤肢于屈肘中立位，用托板悬吊于胸前。

（五）术后处理及功能锻炼

略同于孟氏骨折，以及尺桡骨骨干骨折的处理和功能锻炼。

十三、伸直型桡骨下端骨折

伸直型桡骨下端骨折，又称为 Colles 骨折，是临床比较常见的骨折。多见于 40 岁以上的成年人，女性多于男性。骨折多发生在桡骨远端腕关节上 3cm 左右。

（一）病因

此类骨折多由间接暴力所致，如跌倒时，上肢外展，前臂旋前，腕关节背伸，手掌触地，前臂丛轴与地面呈 60°角以内，即可引起伸直型桡骨下端骨折。一般将其分为以下 5 型（图 2 – 45）。

1 型：骨折断端向掌侧成角，骨折线未进入关节面；2 型：骨折断端向掌侧成角，骨折线已进入关节面，但关节面未粉碎裂开；3 型：骨折远端向背侧移位，骨折线未进入关节面；4 型：骨折远端向背侧移位，骨折线已进入关节面；5 型：骨折完全移位，关节粉碎。

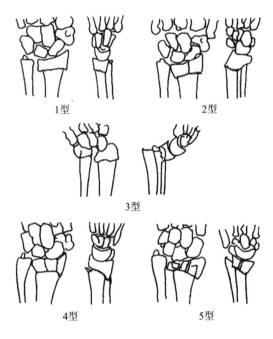

1型　　　　　　　　2型

3型

4型　　　　　　　　5型

图2-45　Colles骨折的类型

（二）症状与体征

有明显典型的外伤史，伤后腕上方局部肿胀疼痛，有皮下瘀斑，腕关节活动功能丧失。从侧面观察可见典型的"锅铲"状畸形，俗称"餐叉"样畸形（图2-46）。腕背侧隆起，腕部增宽，掌指向桡侧偏移，使前臂正常轴线与环指相对，尺侧直尺试验阳性，局部压痛明显，可扣及骨折线及骨擦音或骨擦感。无移位的骨折，体征不典型。X线片对骨折分型及治疗均有指导意义。注意检查手指肌腱活动情况，以及有无神经损伤现象等。

（三）整复手法

1. 掌屈尺偏复位法　让患者仰卧于治疗床上，助手用双手握住伤肢上臂固定。施术者先摸清骨折移位情况，分筋离筋。然后，用双手分别握住伤肢手部大鱼际，先与助手做对抗牵引，将骨折之嵌插拉开，在牵引力下，将伤腕掌屈至90°左右，以纠正其向背侧移位或向掌侧成角移位，当触及骨擦感，即说明已复位（图2-47）。然后，再将腕关节回至伸直位，在牵引力下，再做向尺侧偏移活动，用以纠正其骨折的向桡侧移位。按其移位的大小，来决定用力的大小及活动幅度，促使其达到完全复位。

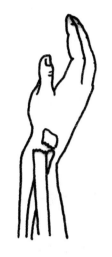

图 2-46 "锅铲"状畸形

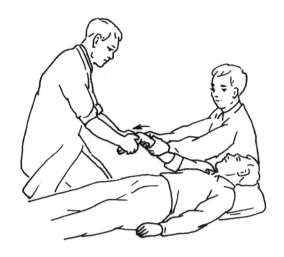

图 2-47 牵引掌屈复位法

2. 牵抖复位法 让患者仰卧于治疗床上，助手用双手握住伤肢上臂固定。施术者用双手分别握住伤肢手部大小鱼际，与助手做对抗牵引，在牵引力下反复做腕关节的上下抖动，在抖动中做腕关节的掌屈活动和尺偏活动（图 2-48），在抖动中使其达到对位良好。本方法适用于整复 1 型和 3 型，骨折线不经过关节面的骨折移位。

3. 牵引旋摇复位法 让患者仰卧于治疗床上，助手用双手握住伤肢上臂固定。施术者用双手分别握住伤肢手部大小鱼际，先与助手做对抗牵引，用力要持续均匀，使其骨折移位拉开。然后，在牵引力下反复交替做腕关节旋摇活动（图 2-49）。在旋摇中做掌屈活动和尺偏活动，在旋摇中纠正掌侧成角、背侧移位及尺偏移位等，同时促使其恢复腕关节的各种功能活动。或术者一手紧握伤肢腕部，另一手握伤肢手掌，两手协同用力，做牵引摇腕活动，当触及骨擦感或骨擦音，即已复位，反复旋摇至复位良好为度。本手法适用于整复各种类型的 Colles 骨折。对各种粉碎性骨折，尤为适用，可促使各种移位达到对位良好。

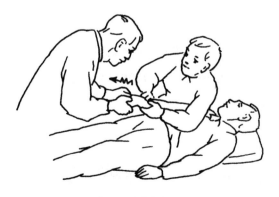

图 2-48 牵抖复位法

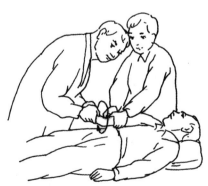

图 2-49 牵引旋摇复位法

（四）固定方法

用 4 块小夹板做前臂超腕关节固定。掌背两侧夹板略宽，约为前臂周径的 1/3，尺桡侧夹板要窄，约为前臂周径的 1/7。按原骨折移位情况加垫包扎固定，前臂呈屈肘中立位悬吊于胸前。也可采用纸板塑形包扎固定法。

（五）术后处理及功能锻炼

1. 注意观察骨折远端血液循环及肿胀情况，特别是桡动脉搏动情况，发现问题及时纠正。

2. 及早进行伤肢的活动功能锻炼。于整复固定后，即可做手指及肩肘关节的屈伸活动。2 周后开始活动腕关节及进行前臂的旋转运动。

3. 固定于 4 周后拆除，即可进行按摩正常活动功能的锻炼，促使其早日恢复活动功能。

十四、屈曲型桡骨下端骨折

屈曲型桡骨下端骨折又称为史密斯（Smith）骨折。因其损伤机制及骨折移位特点与 Colles 骨折相反，故又称为"反 Colles 骨折"。临床上并不多见。

（一）病因

多因间接暴力损伤，如跌仆时腕关节掌屈，手背触地，引起桡骨下端骨折。骨折远端向掌侧移位，桡腕关节面向掌侧倾斜。移位较大时，可造成下尺桡关节分离、尺骨茎突骨折及三角软骨盘损伤。

（二）症状与体征

腕部呈现垂腕状畸形，腕上方肿胀压痛明显。从手背侧观察腕部增宽及手部向掌侧桡侧偏移，严重移位时，尺骨远端突出，而呈现出枪刺刀状畸形（图 2-50）。X 线片可进一步明确诊断，清楚显示移位情况。

（三）整复手法

1. 牵引背屈复位法 让患者仰卧于治疗床上，让助手用双手握住伤肢部固定。施术者双手分别握住伤肢手部大鱼际，将双拇指按于骨折远端背侧上，先与助手做对抗牵引，在牵引力下，再做腕部背伸活动（图 2 - 51），并逐渐持续用力背屈至 90°左右，当触及骨擦感及骨擦音，即已复位。再伸直后做尺偏活动，用以纠正向桡侧的移位。也可用摇腕法，促使其复位良好。

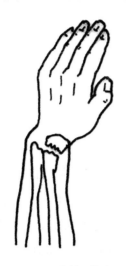

图 2 - 50　枪刺刀状畸形

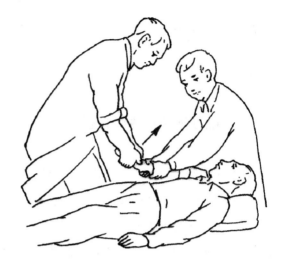

图 2 - 51　做牵引背屈

2. 牵引推顶复位法　让患者仰卧于治疗床上，让助手甲用双手握住伤肢上臂，助手乙双手握住伤肢手部（手心向上），做对抗牵引。施术者双手着力握住腕部上方，双拇指按于骨折远端掌侧，在牵引力下，用力向腕背侧按压推顶，用以纠正其向掌侧移位（图 2 - 52）。再做尺偏活动，用以纠正其向桡侧的移位。

3. 牵引抖动复位法　让患者仰卧于治疗床上，让助手用双手握住伤肢上臂固定。施术者双手分别握住伤肢手部大鱼际，先与助手同时用力做对抗牵引，在牵引力下拉开骨折移位，再反复上下抖动，在抖动中再做背伸活动和尺偏活动，用以纠正其向掌侧移位和桡侧偏移移位（图 2 - 53），至其达到对位良好为止。也可配合再做摇腕复位法。

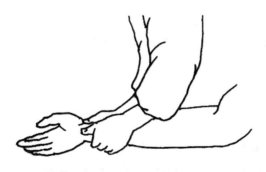

图 2 - 52　牵引推顶复位法

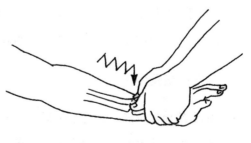

图 2 - 53　牵引抖动复位法

（四）固定方法

略同于 Colles 骨折，只有加垫部位不同。

（五）术后处理及功能锻炼

略同于 Colles 骨折。

十五、桡骨远端背侧缘骨折

桡骨远端背侧缘骨折，伴发桡腕关节脱位，又称为巴通（Barton）骨折。实际上是 Colles 骨折的一种变异形式，骨折外形也呈"餐叉"样畸形，但 X 线片可见桡腕倾角不变，两茎突也无改变，仅有背侧缘骨折。还有一种桡骨远端掌侧缘骨折，亦称为"反巴通"骨折。治疗固定方法及注意事项，大致同伸直（或屈曲型）桡骨下端骨折的处理。若夹板固定不稳定者，也可采用石膏固定 3～4 周。

十六、桡骨下端骨骺分离

桡骨下端骨骺分离，多发生于 15 岁以下的儿童。

（一）病因

类似 Colles 骨折的损伤机制，在儿童因其干骺尚未完全融合，则易引起桡骨下端骨骺分离。

（二）症状与体征

有明显外伤史，伤后腕部肿胀疼痛或有畸形，丧失活动功能，局部压痛明显。可有移位，一般移位不大。X 线片可明确诊断。

（三）整复手法

牵引旋摇复位法　让患者仰卧于治疗床上，或坐于治疗凳上。让助手用双手握住伤肢前臂，施术者双手分别握住伤肢手部大鱼际，先与助手对抗牵引，再做向内反复旋转摇腕活动，再做向外反复旋转摇腕活动，一般即可复位。

（四）固定方法

同 Colles 骨折。

（五）术后处理及功能锻炼

同 Colles 骨折的处理。

十七、腕骨骨折

腕骨由舟骨、月骨、三角骨、豌豆骨、大多角骨、小多角骨、头状骨、钩骨 8 块骨头构成。形似碌珠连接于 5 个掌骨与尺桡骨下端之间，构成了腕关节。腕骨中较常见的骨折，有腕舟骨骨折、三角骨撕脱性骨折及头状骨骨折等，以舟骨骨折最为常见。

（一）病因

直接暴力或间接暴力，均可引起腕骨骨折。一般较轻的暴力，可使腕骨的正常排列顺序及其间隙发生改变；较重的暴力可使其发生骨折。其中较常见的为腕舟骨骨折。

舟骨骨折可发生于舟骨远端、腰部或近端，以腰部骨折较为常见。远端骨折仅涉及舟骨结节时，属于关节外骨折，骨折两端都有血运，愈合多无困难。舟骨腰部骨折，仅有少数伤及近侧骨折块的血运；而舟骨近端骨折，约有 1/3 的近侧骨折块血液供应会受到损伤，而出现缺血性坏死。

（二）症状与体征

主要表现为腕关节部肿胀疼痛和活动功能障碍。骨折处有局限性压痛。舟骨骨折时，腕鼻烟窝（阳溪穴）处压痛；头状骨骨折时，第 3 掌骨底下方压痛；三角骨骨折时，腕背正中（阳池穴）处压痛。X 线片可进一步明确诊断，查清移位情况。常见分型方法如下。

1. **解剖部位分型**　国内大多采用这种分型，将舟骨骨折划分为舟骨近端骨折、舟骨腰部骨折和舟骨远端骨折。

2. **按时间分型**　Soto Hall（1941）分类法：2 周以内为新鲜骨折，2 周至半年以内为急性骨折，半年以上为陈旧骨折。

3. 按稳定性分型 Cooney（1980）认为，在正位或斜位 X 线片上，舟骨骨折断端错位超过 1mm，或在侧位片上，头状骨和月骨夹角超过 15°，或舟骨和月骨夹角超过 45°，为不稳定性舟骨骨折。

（三）整复手法

1. 牵引屈伸复位法 让患者仰卧于治疗床上，或坐于治疗凳上，助手用双手握住伤肢前臂固定。施术者用双手分别握住伤肢手部大小鱼际，双拇指点按于骨折处及其周围，先进行点揉和分推，理筋分筋。再与助手做对抗牵引（图 2 - 54）。然后，在牵引力下，再做掌屈活动，使其逐渐达到掌屈 90° 左右；再做背屈活动，也逐渐使其到 90° 左右。再做向桡侧偏移活动和向尺侧偏移活动，各反复 3 ~ 5 遍。或至其腕关节活动不受阻碍为度。

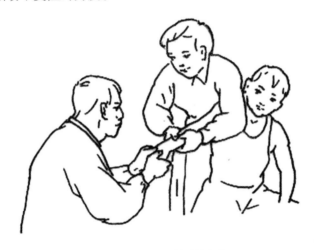

图 2 - 54　与助手做对抗牵引

2. 牵引摇腕复位法 让患者仰卧于治疗床上，或坐于治疗凳上，让助手用双手握住伤肢前臂固定。施术者双手分别握住伤肢手部大小鱼际，双拇指按于骨折处及其周围，轻轻按揉分筋理筋。然后，与助手做对抗牵引，在牵引力下做反复内旋转摇腕活动，再做反复向外旋转摇腕活动，至其骨折复位，腕关节被动活动无阻碍为度。

施术者也可以一手握住伤肢腕部，另一手握住伤肢手部，双手协同用力，先进行牵引拔伸，再做反复向内旋转摇腕活动和向外旋转摇腕活动。

腕部的各种骨折和脱位，以及软组织损伤，均可采用以上方法整复和治疗。其原理是在腕关节的正常活动功能范围内，进行被动活动，使其达到灵活运转，则骨折的移位和关节脱位，以及关节间隙的错缝，均可复位。

（四）固定方法

用小夹板或塑形纸板包扎固定，用托板绷带悬吊于胸前。

1. 小夹板固定 用两块小夹板固定于掌背两侧，包括尺桡骨中下段及掌骨。腕关节略呈掌屈尺偏位，至第 1 掌骨与桡骨干在同一纵轴为度，并于阳溪穴处加一圆形棉垫，固定 4~6 周。

2. 塑形纸板固定 用 H 形纸板（用瓦楞纸板剪成 H 形，也称蝶形）两层浸湿后，外包以棉花绷带，固定于腕关节掌背两侧，其他要求同夹板固定。

（五）术后处理及功能锻炼

1. 定期复查包扎固定松紧度，过松易再次移位，过紧则影响血液循环，注意及时调整。

2. 每次打开复查，均可再做轻度摇腕活动，促使其活动功能恢复。

3. 整复包扎固定后，即可开始进行手指掌关节和指间关节的屈伸活动，以及前臂肌肉的主动收缩活动，用以改善血液供给。至其骨折临床愈合，拆除固定之后，即可做腕关节的屈伸和旋转活动功能的锻炼。

十八、第一掌骨基底部骨折

第一掌骨基底部骨折，又称为"贝内特（Bennett）骨折"。有两种类型，一种属于未累及关节的，另一种为造成骨折合并脱位的。

（一）病因

一般为纵向传导暴力损伤所致。单纯的第一掌骨基底骨折，也可由直接暴力损伤所致。大多为横行或斜形骨折。贝内特骨折由尺侧斜向基底部关节面，为不稳定性骨折，因而在固定时常易发生再次移位。

（二）症状

有明显的外伤史，伤后第一掌骨基底部肿胀疼痛畸形，拇指的活动功能障碍。在第一掌骨基底部有明显的局限性压痛，有时可触及骨擦音和骨擦感。X 线检查可进一步明确诊断，查清骨折类型及移位情况。

（三）整复手法

1. 牵引拿正法　让患者仰卧于治疗床上或坐于治疗凳上，让助手用双手握住伤肢前臂固定。施术者一手握成钳形拳，夹持住伤肢拇指，用力与助手做对抗牵引，用力要持续均匀逐渐拉开。然后，再用另一手拇指着力，反复捏揉骨折处及其周围，根据移位情况进行拿正（图2－55），用以纠正其各种移位。

2. 捏揉牵引旋摇复位法　让患者仰卧于治疗床上或坐于治疗凳上。施术者用一手握住伤肢手部，用另一手拇指着力，反复捏揉骨折处及其周围，分筋理筋，理气活血（图2－56）。然后，再用一手握伤腕部，另一手捏住伤肢拇指，先做牵引，在牵引力下，反复做向内摇指活动和向外摇指活动，直至达到骨折及脱位复位良好为止，然后进行包扎固定。

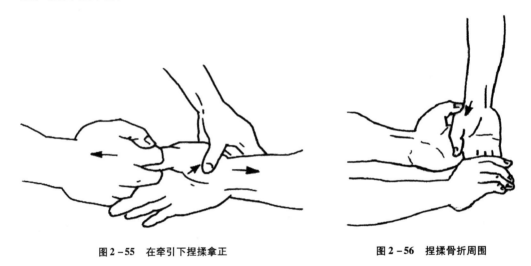

图2－55　在牵引下捏揉拿正　　　　　　　　图2－56　捏揉骨折周围

（四）固定方法

用铝板或铁丝架，将第一掌骨及拇指固定在外展位，在第一掌骨基底桡侧加垫，包扎牢固，以防再次移位。用托板悬吊于胸前。

（五）术后处理及功能锻炼

1. 定期复查包扎松紧度，及时调整至适度。若发生再次移位，应及时纠正。

2. 固定于4周后拆除，即可进行轻度按摩和活动功能的锻炼，使其早日恢复活动功能。

十九、其他掌骨骨折

（一）病因

掌骨骨折，可因直接暴力或间接暴力造成。可发生在各个年龄段。最常见的原因是跌倒时手部撑地，或用手掌打击其他物体。如侧掌击打时，多引起第5掌骨骨折。手背受打击，大多引起3、4掌骨骨折。

掌骨骨折，主要有3种形式：掌骨基底骨折、掌骨骨干骨折、掌骨颈部骨折。

骨折后可因暴力的方向和肌腱的牵拉作用，而发生成角移位、侧方移位，甚至重叠移位。但绝大多数移位程度不大，或还可以接受；主要的畸形有掌骨颈骨折后的成角移位，以及重叠移位，必须予以整复纠正。

（二）症状与体征

有明显的外伤史，伤后骨折局部肿胀疼痛。若掌骨颈骨折，多有掌指关节塌陷畸形，局限性压痛，纵向挤压痛，与其相关的手指活动功能障碍。X线片可进一步明确诊断。

（三）整复手法

1. 牵引拿正复位法　让患者仰卧或坐位，让助手用双手握住伤肢前臂固定。施术者一手握成钳形拳，夹持住与骨折之掌骨相连的手指，用力与助手做对抗牵引，使其将成角移位或重叠移位拉直牵开，再用另一手着力，在手掌背两侧视其移位情况，进行捏揉拿正（图2-57），使其达到对位良好。

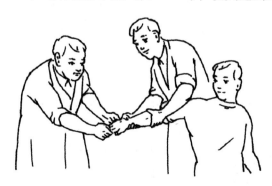

图2-57　牵引拿正复位法

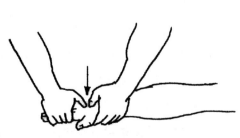

图2-58　向掌侧折顶复位法

2. 向掌侧折顶复位法 经上述方法整复，未能成功横断重叠移位者，可用向掌侧折顶复位法整复。施术者用双手分别握住伤肢手掌和手腕部，两拇指分别按压于骨折处两端，向掌侧用力折顶（图 2 – 58），促使重叠移位变成成角移位，在其触顶对位之后，再略向手掌背提拉，至其平直对位良好为度。

（四）固定方法

可用铝板、铁丝架或硬纸板，进行包扎固定。在其掌两侧放置分骨垫，以防其再度移位。

（五）术后处理及功能锻炼

包扎固定后，即可进行手指的屈伸活动锻炼。固定 3 ~ 4 周后拆除，即可练习握拳和掌指关节的活动锻炼。并可配合手法按摩，促使其恢复活动功能。

二十、指骨骨折

指骨骨折，为较常见的骨折，往往被认为"小伤"而不予重视。若处理不当，也可造成手部活动功能的障碍。

（一）病因

指骨骨折，大多为直接暴力造成，如砸伤、挤压伤等，少数为间接暴力引起。骨折可发生在近节、中节和末节。骨折类型可分为横断、斜形及粉碎性 3 种。按其骨折发生部位，可有以下几种情况。

1. 骨干骨折 常为直接暴力所引起，多为横断或短斜形骨折，或粉碎性骨折。

2. 基底部骨折 常为间接暴力所引起的撕脱性骨折，或传导暴力所引起的通关节面的斜形骨折。

3. 近节骨折 常因蚓状肌、伸指肌的牵拉作用，发生掌侧成角移位。

4. 中节骨折 骨折线位于屈指浅肌附着点近侧者，形成向背侧的成角移位；骨折线发生于屈指浅肌附着点远侧者，形成向掌侧的成角移位。

5. 末节骨折 大多是直接暴力砸伤者挤压伤，常常是斜形或粉碎性骨折。

6. 末节指骨末端骨折 常为直接暴力所引起的粉碎性骨折。

（二）症状

伤指肿胀疼痛，骨折有移位时，可出现畸形或异常活动。有局限性压痛及纵向挤压痛，丧失活动功能。X线片可进一步明确骨折形状及其移位情况。

（三）整复手法

牵引拿正复位法　让患者仰卧或坐位，施术者一手握住伤肢腕部持定，用另一手捏住伤指远端，两手协同用力牵引拔伸，一般即可复位。若不能复位，可用一手握成钳形拳，夹持住伤指末节，进行牵引，同时用另一手进行捏揉拿正（图2-59），一般即可复位。也可在牵引捏揉后加用摇指法，即可达到对位对线良好。

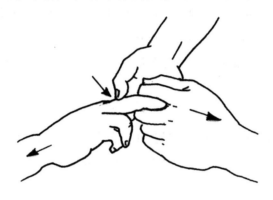

图2-59　牵引拿正复位法

（四）固定方法

将伤指呈半屈曲位固定。用铝片或铁片剪成与指同宽的夹板，外包以棉花绷带，弯曲成半月状，包扎固定伤指于手掌上，或与邻近手指一齐包扎。也可用棉花球包扎的固定方法。切不可将伤指固定在伸直位，以免发生关节僵硬强直等并发症。

（五）术后处理及功能锻炼

随时注意观察手指的血液循环情况，调节包扎固定的松紧度。固定于4周后拆除，即可进行按摩和功能锻炼。

第三章　下肢骨折

一、骨盆骨折

骨盆是由骶骨、髂骨、坐骨、耻骨相围拢而成的盆状骨环，称为骨盆环。骨盆环后侧负重的部分称为主弓，由骶骨、髂骨构成。骨盆环前侧由耻骨、坐骨构成的部分称为束弓。此两个盆弓、主弓与束弓构成坚强的骨盆环，它承受着人体上半身的重力，起保护人体内脏的作用。骨盆若遭受破坏，常引起运动功能丧失。

（一）病因

造成骨盆骨折的原因，大多为比较严重的外伤，如车祸、塌方或由高处坠下摔伤等。大多为直接暴力作用于骨盆诸骨而引起的骨折。

（二）症状与体征

都有较严重的外伤史，伤后骨折处压痛、叩击痛明显，丧失活动功能，严重者起坐困难，难于站立行走，稍事活动则疼痛加重。

骨盆骨折可发生在骨盆的任何部位，现依据其骨折部分，将其划分为盆弓完整骨折和骨盆环损伤骨折两大类型。

1. 盆弓完整骨折　最常见的是坐骨支或耻骨支的骨折，其次是髂骨翼骨折。在儿童也可发生髂前下棘撕脱性骨折（图3－1）。

2. 骨盆环损伤骨折　是指骨盆环的主弓和束弓遭受破坏的骨盆骨折。骨盆环骨折可发生在骨盆环的任何部位，凡有主弓损伤的均伴有束弓的破坏（图3－2），故其症状较重。

（三）整复手法

若属盆弓完整的骨折，一般无须特殊治疗，有移位时予以拿正，让其卧床制动及药物解除疼痛，2～3周后下床活动，即可逐渐恢复。若属盆弓遭到破坏的骨盆环

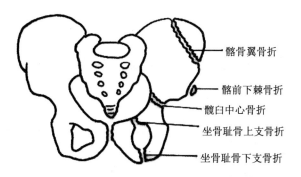

髂骨翼骨折

髂前下棘骨折

髋臼中心骨折

坐骨耻骨上支骨折

坐骨耻骨下支骨折

图 3-1　盆弓完整骨折

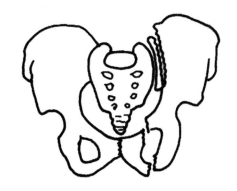

图 3-2　骨盆环损伤骨折

损伤骨折，按其损伤的部位其治疗原则如下。

1. 单侧耻骨上下支骨折　因其主弓尚属完整，单纯束弓骨折大多无明显移位。让患者髋膝关节微屈，下肢放松，仰卧硬床软垫休息4～6周后，即可逐渐起床下地锻炼活动功能。

2. 单侧骶髂关节附近髂骨骨折　临床比较少见，但因其已经损伤主弓，多可产生不同程度的移位，而且为不稳定骨折。可采用帆布兜或骨盆兜夹板固定。必要时配合下肢牵引治疗。

3. 盆弓两处断裂的耻骨骨折　无明显移位，无并发症者，一般仰卧硬床软垫休息5～6周，即可逐渐起坐下床锻炼活动功能。

4. 盆弓两处断裂的耻骨合并髂骨骨折　骨折后移位不大或无移位者，采用骨盆兜夹板固定骨盆，或用沙袋依靠制动，仰卧休息6～8周，骨折即可愈合。移位明显者、髋臼上移者，可采用骨牵引复位，6～8周愈合后，再逐渐起坐下床锻炼活动功能。

5. 骨盆环多处骨折　是各种骨盆骨折的组合，其组合类型是多样的。可根据实际情况，按照上述各种治疗原则和方法，进行相应的治疗处理。

（四）固定方法

1. 骨盆外固定器的应用 适用于骨盆各种类型的骨折与脱位的外固定（图 3 - 3）。可按其原理进行自制应用。

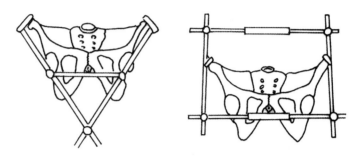

图 3 - 3 骨盆复位外固定器

2. 其他 也可采用大型沙袋或米袋依靠固定于骨盆两侧进行制动，防止其移位。

（五）术后处理及功能锻炼

1. 骨盆骨折常见的并发症为尿道、膀胱破裂，其次为直肠或大血管破裂，坐骨神经或股神经，偶尔因骨折压迫而出现麻痹。严重者可因大量出血及神经刺激而发生休克，为早期死亡的主要原因，可结合普通外科进行抢救处理，及早手术治疗。

2. 功能锻炼应在骨折达到临床愈合后逐渐开始。

二、股骨颈骨折

股骨颈骨折是 60 岁以上老年患者最常见的骨折。

（一）病因

老年患者常有骨质疏松，因此外力并不太大即可造成骨折。但青壮年患者常因较大的外力所致。骨折远端多为外旋上移，部分患者可为嵌插性骨折。股骨头下及颈中部骨折为囊内骨折，容易发生近端缺血性坏死；基底部骨折为囊外骨折；内收型骨折多有明显移位；外展型骨折，可为嵌插性骨折。

股骨颈骨折线的倾斜度，与骨折部所受剪力大小成比例关系。一般来说，骨折线的倾角小于 30°（CDE < 30°）时，骨折线所受的剪力较小，骨折容易愈合。若倾

角大于70°（CDE＞70°）时，则骨折线所受剪力较大，骨折不易愈合（图3-4）。

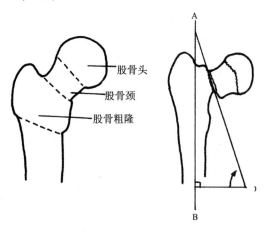

图3-4 股骨头颈粗隆的划分及其骨折线的倾角

（二）症状与体征

老年人有典型的外伤史，伤后伤肢髋部肿胀疼痛，伤侧下肢呈特征性屈髋屈膝、外旋及短缩畸形。髋关节局限性挤压痛和叩击痛，伤肢丧失活动功能。X线片可进一步明确诊断和显示移位情况。凡在临床上可疑股骨颈骨折时，虽经X线拍片，暂时未见骨折线的，仍按嵌插性骨折处理，2~3周后再拍片复查。

（三）整复手法

新鲜无移位骨折，属于稳定性骨折，一般无须特殊治疗，可让患者卧床休息。在卧床期间，为防止骨折移位，患者要将伤肢适当外展，并避免外旋，可在伤肢足上穿一鞋跟钉有横木板的"丁"字鞋。同时嘱咐患者做到三不，即不盘腿、不侧卧、不下地。若伤肢能用一些皮牵引来对抗髋部肌群的收缩力更好。6~8周可架双拐，伤肢不负重下床活动。以后每1~2个月X线拍片复查1次，至骨折坚固愈合，股骨头无缺血性坏死现象时，才可逐渐弃拐锻炼行走。一般需要4~6个月完成。

在3周以内的股骨颈骨折有移位者，如无特殊禁忌，目前常用闭合复位及三翼钉内固定或螺纹钉内固定治疗。有条件的地方，对65岁以上的患者，可做人工股骨头置换术等。

三、粗隆间骨折

粗隆间骨折的发病年龄，比股骨颈骨折大10岁左右，并多见于老年女性患者。

（一）病因

具有与股骨颈骨折相类似的发病原因，可为跌倒或直接暴力撞击所致。根据骨折线的形态位置和走行方向，可划分为顺粗隆间型、顺粗隆间粉碎型、反粗隆间下型（图3－5）。

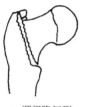 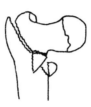 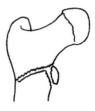 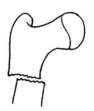

A. 顺粗隆间型　　B. 顺粗隆间粉碎型　　C. 反粗隆间型　　D. 粗隆下型

图3－5　粗隆间骨折分型

（二）症状与体征

伤肢大多具有屈髋屈膝、外旋短缩畸形，但疼痛比较剧烈，外旋程度更大，股骨上部肿胀明显，可出现瘀斑等。X线片可明确诊断。

（三）整复手法

股骨粗隆间骨折，几乎没有不愈合者，但内翻畸形愈合多见，愈合时间约为8周。皮牵引加"丁"字鞋，适用于骨折移位不大，其肌肉拉力不甚强者，牵引重量2~4kg。

1. 骨牵引法　可行股骨髁上或胫骨结节牵引法，适用于比较年轻患者的移位骨折。

2. 外展夹板固定法　适用于明显移位者，或经牵引复位，骨折端已连接的患者。手法复位用平衡外固定架固定，或手法复位穿钉外固定法。

3. 切开复位内固定法　可做鹅头钉内固定，三翼钉低位内固定，或长管钉内固定。有条件的地方，也可做人工股骨头置换术等。

四、股骨干骨折

股骨是人体全身中最长，且坚固有力的长管状骨，它由髋部向内下方倾斜至膝部。股骨干略向前方呈弧形，周围有丰厚的肌肉附着。

（一）病因

股骨干骨折，大多由比较强大的暴力所致，如交通事故、房屋倒塌、塌方砸伤、高处跌下、机器绞伤、重物打击等。股骨的上、中、下三段均可发生骨折，以中段骨折较多。其骨折线可呈横断、斜形、螺旋形、青枝形或粉碎形。其移位情况与暴力的方向、肌肉的牵拉、骨折的部位和下肢的体位，都有着密切的关系。

1. 股骨干上1/3骨折　其骨折移位方向是比较有规律的。骨折近端因受髂腰肌、臀中肌、臀小肌及外旋肌的牵拉，而产生屈曲外展外旋移位。骨折远端则向后向上向内移位（图3-6）。

2. 股骨干中1/3骨折　除上下段骨折断端重叠之外，无一定规律性移位，视暴力的作用方向而异。当骨折断端尚有接触而无重叠时，则由于内收肌的收缩牵拉作用，而形成向外侧成角移位（图3-7）。

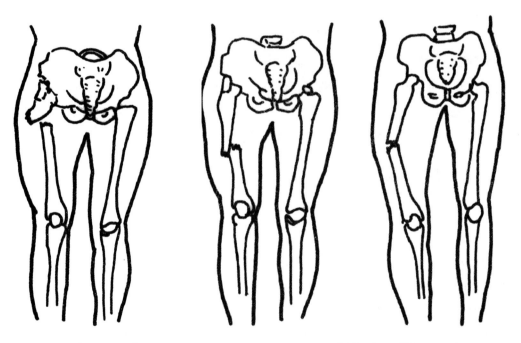

图3-6　股骨干上1/3骨折　　　　　　　　图3-7　股骨干中1/3骨折

3. 股骨干下1/3骨折　因膝关节后方关节囊及腓肠肌的牵拉作用，骨折远端往往向后倾斜移位，而有损伤腘动脉、腘静脉血管和胫腓神经的危险（图3-8）。

（二）症状与体征

股骨干骨折后，大多合并有比较严重的软组织损伤，并多有大量的出血，故有

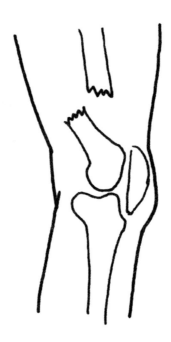

图3-8　股骨干下1/3骨折

明显肿胀、剧烈疼痛和活动功能障碍。因其大多有移位，故可出现异常活动和骨擦音。伤肢可见外旋成角或短缩畸形。伤势严重出血过多时，常合并有休克，并应注意骨折远端的血液循环及有无神经损伤。X线片可进一步明确骨折移位情况。股骨干骨折可发生于任何年龄，尤以10岁以下儿童更为多见。

（三）整复手法

1. 股骨中上段骨折复位法　让患者侧卧于治疗床上，伤肢在上，必要时可以给予局麻或腰麻。助手甲双手持定伤肢近端，助手乙双手握住踝部，两助手逐渐协同用力做对抗牵引，持续均匀用力，可将重叠移位拉开，或将成角移位拉直。若有前后移位时，施术者站于患者身后，先用双手捏揉肌肉筋腱，分筋理筋，摸清骨折移位情况。然后，用一手顶住向后移位的骨折端，另一手扳住向前移位的骨折端，双手协同用力推扳，促使两骨折端对位，当触及骨擦感时，让两助手同时用力牵引，术者再继续用力推扳，至其对位良好为度。

2. 其他　若有侧方移位时，让患者翻身仰卧，两助手同时用力牵引，施术者双手分别按于骨折处的内外两侧，用力向一处挤压，当触及骨擦感再持续用力挤压，同时让助手用力牵引，一般即可复位。若属旋转性移位时，让助手持定骨折近端，术者拿持住骨折远端，根据其旋转移位的方向，采取与其相对应的旋转方法，即可使其矫正（图3-9）。若属股骨干下1/3骨折，其整复手法同股骨髁上骨折的方法，见股骨髁上骨折项下。

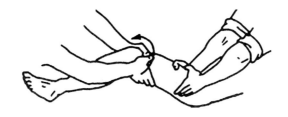

图 3-9　股骨干旋转复位法

（四）固定方法

整复复位后做大腿小夹板包扎固定，然后再做拱桥形架或拱桥式托板固定。

1. 股骨小夹板的规格　共 4 块，一般前侧及外侧略长于内侧及后侧，上端略宽于下端。

一般宽度：上端为大腿最大周径的 1/5，下端为大腿最小周径的 1/5。

一般长度：外侧夹板长度，从股骨大粗隆下至股骨外髁上。前侧夹板长度，从腹股沟下至髌骨上。后侧夹板长度，从坐骨结节下至腘窝上。内侧夹板长度，自腹股沟内侧，至股骨内髁上方，其大致形状如图 3-10 所示。

2. 固定棉垫的放置方法　是按照骨折移位情况，为防止再次发生移位而放置的，股骨中上段骨折，其近端多向外前方移位，远端多向内后方移位，故于近端的前外侧及远端的内后侧的相应部位，放置一定厚度的棉垫。

3. 拱桥式托板固定法　用一"﹃"形木板，全长约 1.5m，宽处 40cm、窄处 25cm。将宽处固定在患者腰背上，窄处下端固定住踝关节处，于大腿下方垫上棉垫或被褥，使大腿呈屈曲位拱起（图 3-11）。

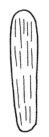 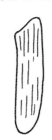 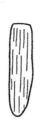 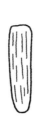　　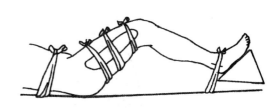

图 3-10　股骨干固定夹板形状　　　　　　图 3-11　股骨干拱桥式固定法

（五）术后处理及功能锻炼

1. 注意随时调整包扎固定的松紧度，注意观察下肢血液循环情况，发现问题及时纠正。

2. 定期复查有无再次移位，发现移位应及时纠正。

3. 一般固定 5～6 周拆去拱桥式托板，8～9 周拆去夹板固定。

4. 功能锻炼

（1）早期：整复后就可开始锻炼肌肉的主动收缩和踝关节的伸屈活动，并逐渐增加活动次数。

（2）2～3 周，可除去腰背的固定绷带，做撑臂抬臀和伸屈髋关节的活动。

（3）拆除拱桥式托板后，可进一步做髋腰膝关节的伸屈活动。可坐于床边、小腿垂直于床下、反复做膝关节的伸屈活动。8～9 周除去夹板后，可逐渐锻炼架拐走路，促使恢复活动功能。

五、股骨髁上骨折

股骨髁上骨折是指发生在股骨下段，腓肠肌起点以上 2～4cm 的骨折。

（一）病因

股骨髁上骨折，大多由高处跌下，或跳高、跳远运动时，足部或膝部着地的间接暴力所致，也可因外力直接打击或扭转外伤造成。

股骨髁上骨折后，大多发生不同程度的移位，根据外力作用方向和骨折移位情况，临床上将其分为屈曲型和伸直型两种（图 3－12）。

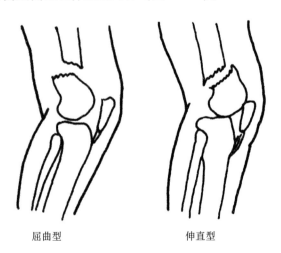

屈曲型　　　　　　　伸直型

图 3－12　股骨踝上骨折的分型

1. 屈曲型 骨折远端向后侧倾斜移位，骨折线呈横断或短斜形，骨折线从后上方斜向前下方。

2. 伸直型 骨折远端向前侧倾斜移位，骨折线呈横断或短斜形，骨折线从前上方斜向后下方。

若同样的暴力作用于儿童的膝部，则易引起股骨下端的骨骺分离（图3－13），多见于8～14岁的儿童。可因膝关节遭受过伸性暴力引起，其分离的骨骺可呈向前移位至股骨干下端的前侧，也可因直接暴力作用于膝关节前面或侧面而引起，其分离的骨骺可向后方或侧方移位。其移位情况与伸直型和屈曲型股骨髁上骨折相类似，故一并介绍。

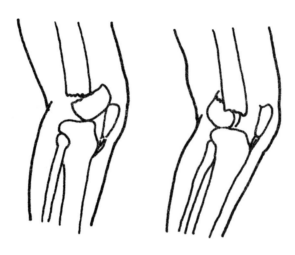

图 3－13 股骨下端骨骺分离

（二）症状与体征

股骨髁上骨折和骨下端骨骺分离，多有明显的外伤史，伤后膝部肿胀疼痛，瘀血青紫，膝部畸形，并可出现异常活动和骨擦感，丧失活动功能。X线片可进一步明确诊断，查清骨折移位情况。其中屈曲型骨折容易刺伤腘动脉而出现搏动性血肿，或刺伤腘部神经而出现小腿麻痹现象。临床应注意采取相应的治疗措施。

（三）整复手法

股骨髁上骨折复位法 让患者侧卧于治疗床上，伤肢在上呈屈曲位，必要时给予局部麻醉或腰麻。助手甲握住伤肢近端固定，助手乙双手握住伤肢踝部，使小腿屈至60°左右持定。施术者用双手捏揉伤肢肌肉，活血理筋，摸清移位情况。然后，用一手扳住骨折近端，向前用力扳，另一手同时推顶住膝关节处，向后用力推顶

（图3-14），用以整复骨折的前后移位，当触及骨擦感，即可复位。若合并有侧方移位，再慢慢将患者翻身至仰卧位，两助手用力牵引，术者用双手掌按于骨折内外两侧，同时用力向中心挤压，即可复位（图3-15）。

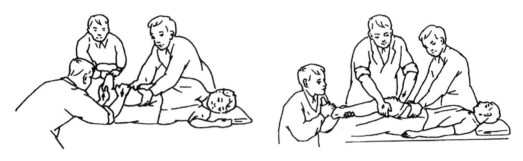

图3-14　侧卧扳顶复位法　　　　　　　图3-15　仰卧挤压复位法

（四）固定方法

用4块小夹板做超膝关节固定，在相应部位加用棉垫，以防止再次移位。其他处理与股骨干骨折的固定方法大致相同。本方法适用于股骨髁上骨折、股骨下端骨骺分离和股骨下段骨折。

（五）术后处理及功能锻炼

略同于股骨干骨折。

六、股骨髁骨折

股骨髁骨折属于关节内骨折，可划分为股骨单髁骨折和股骨髁间骨折。

（一）病因

大多由于直接或间接暴力所引起。直接暴力引起者，多见于高速撞击伤，其骨折类型多见髁间骨折、粉碎性骨折和开放性骨折，合并伤较多，治疗比较困难。间接暴力引起者，如从高处坠下，足跟着地，身体重力经股骨干向下传导，而地面反作用力经胫骨向上传导，股骨髁被撞击而发生骨折。若一侧着力时，可引起单髁骨折，如股骨内髁骨折或股骨外髁骨折（图3-16）。股骨髁间骨折的骨折线，多呈T字形或Y字形（图3-17），也可出现不规则的粉碎性骨折。大多有明显的移位，如果复位不好，可引起创伤性关节炎或关节僵直。

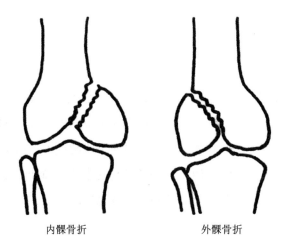

内髁骨折　　　　　　外髁骨折

图3－16　股骨单髁骨折

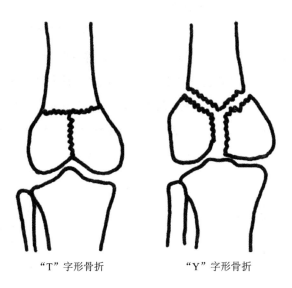

"T"字形骨折　　　　"Y"字形骨折

图3－17　股骨髁间骨折

（二）症状与体征

　　骨折后伤肢膝部肿胀疼痛，膝关节畸形，丧失活动功能。髁间骨折常伴有异常活动或骨擦感，膝关节不稳。骨折刺伤动脉血管时，血肿出现搏动；刺伤神经时，可引起小腿麻痹等现象。X线片可明确诊断和显示移位情况。

　　整复手法、固定方法和术后处理及功能锻炼略同于股骨髁上骨折。复位不良时，可考虑手术切开复位。

七、髌骨骨折

髌骨，古称"膝盖骨""膝髌""连骸"等，是人体中最大的籽骨。其外形呈不规则的卵圆三角形，前后扁平。上方与股四头肌相连接，下方被股四头肌腱延伸部的髌韧带固定。两侧为髌旁腱膜，前面被股四头肌腱覆盖，后面大部分披有软骨，与股骨内外髁间的关节面相邻，构成一完整的伸膝装置，能起到保护膝关节，增强股四头肌的力量，减轻股四头肌与股骨髁间的摩擦作用。

（一）病因

髌骨骨折，可由直接或间接暴力所引起。

1. 直接暴力　多因外力直接冲击髌骨所致，如跌仆跪倒时的膝部髌骨着地，或被硬物打击及踢伤撞击等，所引起的骨折大多为粉碎性骨折（图3-18）。

2. 间接暴力　多因股四头肌突然强力收缩牵拉髌骨所致。如走路突然滑倒时，膝关节处于半屈内位，髌骨在股骨髁间的关节面上成为支点，股四头肌急剧收缩，致使髌骨发生骨折，其骨折大多为横断骨折（图3-19）。其骨折块一般上段大于下段，由于肌肉收缩上方骨折块多被拉开，而造成0.5~4cm不等的分离移位。

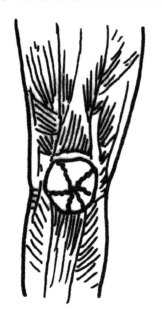

图3-18　髌骨粉碎性骨折

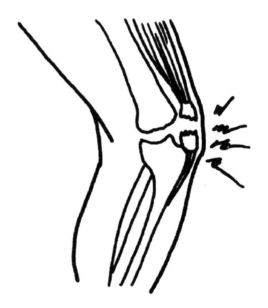

图3-19　髌骨横断骨折

明代《普济方》将髌骨骨折分为"错开"和"不开"两大类型。现代按其骨折部位划分为中段横行骨折、上段横行骨折、下段粉碎骨折、粉碎性骨折、纵行骨折、切线软骨面骨折等（图3－20）。

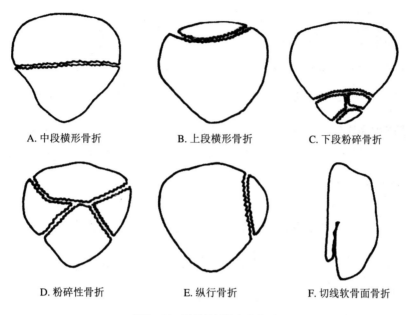

A. 中段横形骨折　　　　B. 上段横形骨折　　　　C. 下段粉碎骨折

D. 粉碎性骨折　　　　E. 纵行骨折　　　　F. 切线软骨面骨折

图3－20　髌骨骨折的各种类型

（二）症状与体征

髌骨骨折，多发生于30～40岁的壮年，男性多于女性。伤后局部肿胀疼痛，关节内积血、皮下瘀血，膝关节伸直功能障碍。检查局部压痛明显，可扪及横形凹陷，有时还可推动上下两骨折块。X线片可进一步明确诊断。

（三）整复手法

1. 挤压复位法　让患者仰卧于治疗床上，施术者先用双手反复按摩伤肢肌肉韧带软组织，分筋理筋，再用一手按住髌骨上缘，另一手按住髌骨下缘，两手同时用力，向一处挤压两骨折块，促使其两骨折端对合复位良好（图3－21）。

2. 其他　若无移位则不必整复，只进行包扎固定即可。

（四）固定方法

1. 塑形纸板固定法　用硬纸板剪成内圆外方的凹形纸板6～8块。先在髌骨处垫上棉花，再将纸板的半月状切迹对着髌骨缘，上下左右交叉放置，用绷带进行包扎固定（图3－22）。

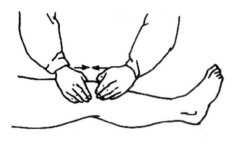
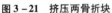

图 3 - 21　挤压两骨折块

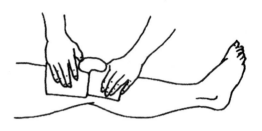

图 3 - 22　塑形纸板固定法

2. 抱膝圈固定法　用纱布或绷带,按着髌骨的大小周径缠绕一环状纱布圈,系上 6～8 条带子,将其套在髌骨的周围,垫上棉花,系紧带子,下肢后侧放一长木板,包扎固定牢固(图 3 - 23)。

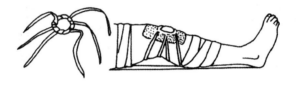

图 3 - 23　抱膝圈固定法

(五) 术后处理及功能锻炼

1. 注意包扎固定松紧度,防止压迫肌四头肌肌腱及髌韧带处,以免发生压迫性溃疡。

2. 固定 2～3 周,才可做股四头肌的收缩活动,捏揉髌骨周围肌肉。4～6 周后拆除固定,锻炼膝关节的屈伸活动。

3. 髌骨需要多次反复整复,每 2～3 日整复一次,每次要用力向中心挤压,至其分离间隙消失,两骨折块密切接触,以利于骨折愈合。

八、胫腓骨骨干骨折

　　胫骨干为三棱形管状骨,由前、内、外三条骨嵴,将胫骨干分为内、外、后三面,胫骨下段略呈四方形。在胫骨干中下 1/3 交界处,是三棱形和四方形骨干的移行部分,此处比较细弱,为骨折的好发部位。

　　腓骨细长,四周有肌肉保护,虽不负重,但有支持胫骨的作用。

　　胫腓骨骨折,为较常见的长管状骨骨折,尤以 10 岁以下儿童多见。其中胫骨干单骨折为多,胫腓骨双骨折次之,腓骨干单骨折较少。

（一）病因

直接或间接暴力，均可引起胫腓骨干骨折。

1. 直接暴力　直接暴力所引起的胫腓骨干双骨折，多呈横断、短斜形或粉碎性。两骨的骨折线多在同一平面上，软组织损伤比较严重。因胫骨位于皮下表浅，易于造成开放性骨折。由于小腿前外侧遭受暴力的机会较多，故其骨折多呈向内后方成角移位或倾斜移位。

2. 间接暴力　间接暴力使小腿扭转，或由高处坠下，所造成的胫腓骨折，多呈螺旋形或长斜形骨折。大多发生在胫腓骨的中下段，一般腓骨的骨折线略高于胫骨的骨折线，软组织损伤较小，偶尔可发生移位（图 3 – 24）。

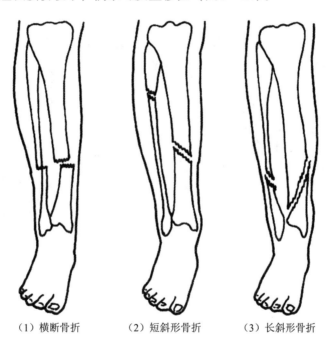

（1）横断骨折　　　　（2）短斜形骨折　　　　（3）长斜形骨折

图 3 – 24　胫腓骨干骨折的类型

（二）症状与体征

有明显的外伤史，胫腓骨骨折后，小腿肿胀疼痛，丧失活动功能。检查骨折局部有局限性压痛和纵向叩击痛，移位明显时可出现畸形、异常活动及骨擦感。重叠移位时，可出现伤肢增粗和缩短。成角移位或旋转移位时可出现伤肢畸形。小儿青枝骨折时，患儿拒绝走路和站立。X 线片可明确诊断，查清移位情况。

（三）整复手法

1. 牵引拿正复位法　让患者仰卧于治疗床上，助手甲用双手握住伤肢膝部，助手乙用双手握住伤肢踝部，两助手同时用力做对抗牵引。施术者先用双手捏揉伤肢肌肉，进行分筋理筋和摸清骨折移位情况。然后，再根据骨折移位情况，进行相应的拿正手法，促使其达到对位良好，尤其是对于胫骨的对位和对线，一定要矫正好（图 3 - 25），并应注意膝关节横轴与踝关节的横轴平行一致关系。

2. 其他　对半开放性骨折，一定要在清创消毒之后再进行整复。闭合性骨折，也应注意不要在整复过程中刺破皮肤。

（四）固定方法

一般用 5 块小夹板，在适当部位加用棉垫，进行包扎固定。如为胫腓骨下段骨折，应做小腿超踝关节包扎固定（图 3 - 26）。

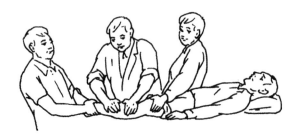 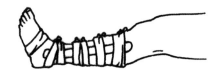

图 3 - 25　牵引拿正复位法　　　　　　　　图 3 - 26　夹板包扎固定

（五）术后处理及功能锻炼

1. 包扎固定后，用枕头垫高伤肢，注意伤肢血液循环及包扎松紧度，发现问题及时纠正。

2. 儿童一般固定 6~8 周，成年人固定 8~10 周。

3. 对于整复后不稳定的骨折，也可采用石膏托固定，或用 U 形石膏固定 4~6 周，再改用夹板固定 2~4 周。

4. 功能锻炼，早期可做伤肢的肌肉主动收缩。中期可下地扶拐锻炼走路，若为斜形骨折，则伤肢不可负重。后期除去夹板固定，可进一步锻炼关节活动，促使早日恢复功能。

九、踝部骨折

踝关节由胫腓骨下端与距骨构成。胫骨下端内侧向下的骨突称为内踝，古称"合骨"；胫骨后侧向下呈唇样的突出称为后踝；腓骨下端向下的骨突称为外踝，古称"核骨"。内踝、外踝和后踝，此三踝联合构成踝穴，骑在距骨体上方，而组成踝关节。踝部骨折就是指发生在此三踝上的骨折。

（一）病因

踝部骨折是比较常见的关节内骨折，大多由间接暴力所引起。按其骨折发生的部位，可分为"单踝骨折"，包括内踝骨折与外踝骨折（图3－27），临床上以外踝骨折最为多见；其次为内外踝双骨折，又称为"双踝骨折"（图3－28）；再就是较大暴力，合并有过度跖屈作用力，而造成的内外后踝同时骨折的"三踝骨折"（图3－29）。因此，暴力的大小、作用方向与肢体受伤时所处的位置有着很大的关系，可以造成各种不同类型的骨折，如旋后外翻型、旋后内翻型、跖屈内收型、跖屈外展型等。但临床上最常见的是外翻型骨折和内翻型骨折两大类型。

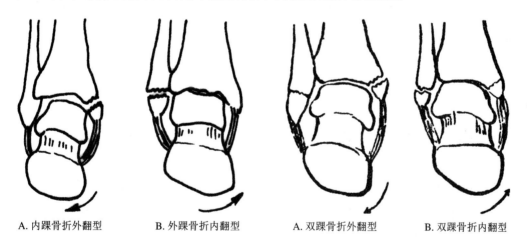

A. 内踝骨折外翻型　　　　B. 外踝骨折内翻型　　　　A. 双踝骨折外翻型　　　　B. 双踝骨折内翻型

图3－27　单踝骨折　　　　　　　　　　图3－28　双踝骨折

踝关节的稳定性很重要，在踝穴四周由内外后踝及内侧前后下胫腓韧带组成一个完整坚韧的踝环。由于外力的作用，引起距骨的异常活动，致使踝环的完整性受到破坏，当踝环的一处遭受破坏时，距骨只是半脱位或轻度错动，尚属比较稳定。一旦踝环两处或两处以上遭受破坏时，距骨可能发生脱位或半脱位，则踝关节成为不稳定状态。踝关节的不稳定骨折，主要有以下几种情况：①踝穴的踝环两处或两

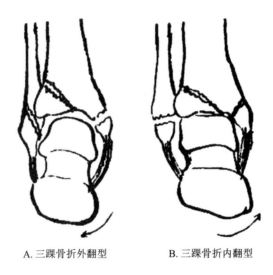

A. 三踝骨折外翻型　　　　B. 三踝骨折内翻型

图 3 - 29　三踝骨折

处以上遭受损伤；②原始距骨有明显脱位；③后踝骨折片，相当于胫骨下端关节面的 1/4 以上（踝关节侧位片上所见）；④下胫腓关节完全分离。

（二）症状与体征

踝部骨折主要表现有局部肿胀疼痛、内翻或外翻畸形，三踝骨折可出现跖屈畸形，骨折处有明显的触压痛，重复受伤机制时的挤压痛，以及丧失活动功能。X 线片可显示骨折的部位和移位情况。

（三）整复手法

1. 牵引屈伸复位法　让患者仰卧于治疗床上，或靠坐于椅子上，施术者先用手捏揉踝部周围，分筋理筋，摸清骨折移位情况。然后用一手握住双踝固定，用另一手握住足跖部，先进行牵引拔伸，在牵引力下拿正骨折，纠正其内翻或外翻畸形，使其达到中立位（图 3 - 30）。再用双手协同用力，反复做踝关节的跖屈背伸活动，至其达到骨折对位良好为度。

2. 旋摇复位法　让患者仰卧于治疗床上，施术者先用手捏揉踝部，分筋理筋，摸清骨折移位情况。再用一手握住踝部固定握紧，另一手握住足跖部，先做持续用力牵引踝关节，再反复做踝关节的跖屈背伸活动，若其对位尚不满意，即可在牵引力下，再做向内反复摇踝活动数圈，向外反复摇踝活动数圈，直至达到对位良好为止。

对于合并有下胫腓关节分离的双踝骨折，或三踝骨折，应先用双手合抱挤压法，挤压踝关节处，用以纠正其下胫腓关节的分离移位（图3-31），然后再进行其他复位整复手法。

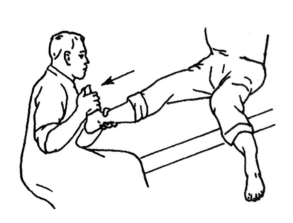
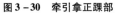
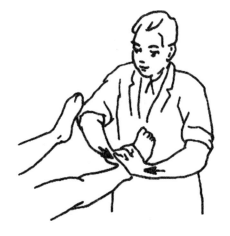

图3-30　牵引拿正踝部　　　　　　　　　　　　图3-31　双手合抱挤压法

（四）固定方法

1. 一般单踝骨折，用两块小夹板，做超踝关节固定即可。骨折侧的夹板应与足底平齐，并于相应部位加用棉垫，以防再次移位。

2. 也可采用H形塑形纸板，固定无移位的踝部骨折和经整复比较稳定的骨折。

3. 对于整复后不太稳定的双踝骨折和三踝骨折，应采用石膏托或U形石膏固定。

（五）术后处理及功能锻炼

1. 注意包扎固定松紧度和足跖部的血液循环情况，发现问题及时纠正。

2. 定期复查骨折对位情况，初期2~3日复查一次，中后期每周复查一次，发现再次移位，应及时矫正。

3. 包扎固定时间不宜过长，一般4~5周即可拆除，以免影响活动能力的恢复。

4. 功能锻炼，一般在包扎固定前2周内，可做小腿肌肉的主动收缩和足趾的屈伸活动。3周后开始逐渐活动踝关节，并可试着触地锻炼着力。解除固定后，即可逐渐锻炼走路。也可配合做足踝部的手法按摩，促使其改善血液循环，加快功能的恢复。

十、距骨骨折

距骨为不规则形的骨块，连接于踝部和跟骨舟骨之间，具有类似轴承样功能，既可使踝关节灵活转动，又有承受重大负荷的作用。

（一）病因

距骨骨折比较少见，可见于青壮年男性患者，偶尔发生于女性。其骨折原因大多由较大的暴力损伤所致，如从高处坠下，足部着力，暴力集中于距骨而引起骨折。根据骨折部位可划分为距骨头骨折、距骨颈骨折、距骨体骨折、距骨后突骨折、距骨骨软骨骨折（图3－32）。

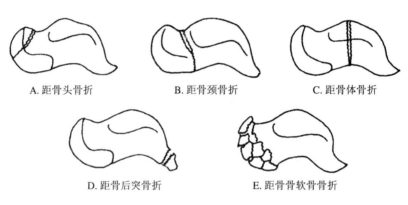

A. 距骨头骨折　　　　　B. 距骨颈骨折　　　　　C. 距骨体骨折

D. 距骨后突骨折　　　　　E. 距骨骨软骨骨折

图3－32　距骨骨折的类型

（二）症状与体征

有坠落受伤史，伤后踝中肿胀疼痛，丧失活动功能。可出现皮下瘀斑，有移位者可出现畸形。临床上以距骨颈骨折较多，按其骨折后的移位程度，又可分为以下4型。

1型：单纯的距骨颈骨折，无移位。其缺血性坏死的发生率不到10%。

2型：距骨颈骨折后，伴有距下关节脱位。其缺血性坏死的发生率高达50%。

3型：距骨颈骨折后，胫骨下端挤入两骨折块之间，距骨体被挤向后方，并伴有距下关节脱位。其缺血性坏死的发生率高达85%。

4型：距骨颈骨折后，除有2、3型骨折特点外，距骨头从距舟关节脱出，其缺血性坏死的发生率更高（图3－33）。

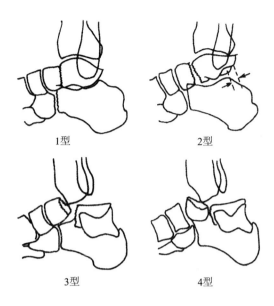

1型　　　　　　　　　　　2型

3型　　　　　　　　　　　4型

图 3 - 33　距骨颈骨折移位的类型

距骨骨折，常与踝部骨折同时存在，故临证时应予注意。X 线片有助于诊断及查清移位情况。

（三）整复手法

1. 捏揉屈伸摇踝法　让患者仰卧于治疗床上，施术者先用手捏揉踝部周围，分筋理筋，摸清移位情况。然后，一手握住踝部固定，另一手握住足跖部，先用力牵引，再反复交替做跖屈背伸活动，并逐渐加大力度和活动幅度。若其骨折对位尚不满意，可再反复向内摇踝或反复向外摇踝，至其达到对位良好为度。

2. 捏揉推顶复位法　对于距骨头骨折的移位和距骨颈 3、4 型骨折的距骨头移位，经用上述手法不能复位或复位不满意时，可采用本方法。让患者仰卧于治疗床上，施术者先牵引拔伸踝关节，捏揉踝部周围，分筋理筋，摸清移位情况。一手握住伤侧足跖部用力牵引，另一手拇指着力，用力向后方推顶距骨头部，以促使移位的距骨头复位，并达到对位良好（图 3 - 34）。

对于距骨后突骨折的后移位，可采用下述手法整复。让患者俯卧于治疗床上，施术者用双手捏揉足踝部后侧及其周围软组织，分筋理筋，摸清骨折移位情况。用双手拇指着力，按压于距骨后突的后侧，用力向前下方挤压推顶，以促使其移位的距骨后突复位，达到对位良好（图 3 - 35）。

遇到较难用手法复位或开放性骨折的情况，以及经手法整复失败者，可考虑手术切开复位。

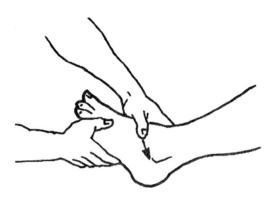

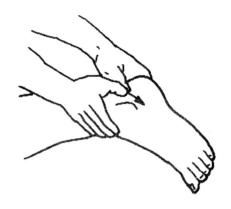

图 3-34　推顶距骨头部　　　　　　　　　　图 3-35　推顶距骨后突部

（四）固定方法

1. 对无移位的距骨骨折，用夹板、塑形纸板，或石膏固定 6~8 周。

2. 对有移位经手法复位不太稳定的骨折，应采用双石膏托或 U 形石膏固定 6~8 周。

（五）术后处理及功能锻炼

1. 包扎固定后，应抬高伤肢 1~2 周。并注意观察血液循环及包扎松紧度，发现问题及时纠正。若发生移位，应及时矫正。

2. 固定 2 周后，开始逐渐锻炼小腿肌肉收缩和足趾的屈伸功能。4 周后可做踝关节的锻炼活动，并逐步锻炼着地和负重。拆除固定后锻炼正常行走，促使早日恢复活动功能。

3. 对缺血性距骨坏死、陈旧性距骨骨折及距骨颈骨折不愈合等，可行踝关节融合术。

十一、跟骨骨折

跟骨，古称"立骨""钟骨"。跟骨骨折在跗骨骨折中最为常见，约占 60%，有 70%~75% 的跟骨骨折波及距下关节面，造成跟骨骨折后遗症。

（一）病因

跟骨骨折，大多由于从高处坠下或跳下，跟骨首先着地挫伤而致。体重下坠之力和地面反作用力，由跟骨结节及第五跖骨经骰骨传导之力，致使跟骨发生骨折，甚至产生移位。直接暴力的冲撞、打击、挤压也可引起跟骨骨折，常合并比较严重的软组织损伤。

跟骨骨折划分为 7 种类型，前 5 种不波及跟距关节，后 2 种波及跟距关节（图 3 - 36）。

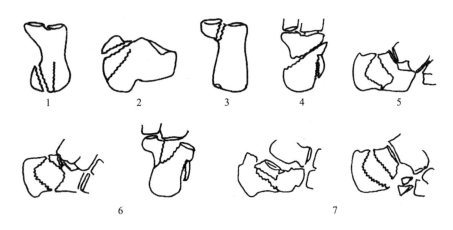

图 3 - 36　跟骨骨折的类型

1. 跟骨结节纵行骨折　较常见的为裂纹性骨折，可发生在跟骨结节的中央或偏于一侧。大多无移位，愈后较好。但在 X 线正侧位片上多不能显示，故应拍摄跟骨的轴线位 X 线片，才能发现其裂纹。

2. 跟骨结节水平骨折　一种是跟骨结节后上角损伤，多为局部外伤引起，不影响跟腱止点；另一种是跟腱撕脱性骨折。

3. 载距突骨折　是由于跟骨的强力过度内翻或外翻而引起，一般移位不大，很少会引起持续性功能障碍。

4. 跟骨前部骨折　是由于足前部强力内翻或外展，骰骨冲击跟骨前部所致。

5. 跟骨体骨折未波及距下关节　跟骨结节角度变小或消失，若不纠正，可形成摇椅足。

6. 跟骨骨折向外移位波及距下关节　是一种比较严重的跟骨骨折，多不稳定，愈合后容易留有后遗症。

7. 跟骨中央塌陷性骨折波及距下关节　也是比较严重而难以整复的跟骨骨折，很不稳定，愈合后大多留有后遗症。

（二）症状与体征

都有明显的外伤史，伤后足跟部增宽或呈扁平状畸形，足向外侧倾斜呈足外翻。

常有足跟肿胀，足跟挤压痛或足跟叩击痛。皮下广泛瘀斑，足跟不敢着地负重。X线拍摄足跟正侧位及轴线位片，可查清骨折及其移位情况。

（三）整复手法

1. 捏揉拿正复位法 让患者仰卧于治疗床上，施术者先用一手握住足前部固定，另一手着力，先反复捏揉足跟周围，分筋理筋，摸清移位情况。对其骨折移位处酌情予以拿正，适用于跟骨纵行骨折的侧方移位者，跟骨前部骨折或载距突骨折等。

若属跟骨结节水平骨折，或跟腱附着点的撕脱性骨折，可用以下方法整复。让患者俯卧于治疗床上，术者先用手捏揉跟骨后侧及其周围组织，分筋理筋，摸清骨折移位情况。将拇指按于骨折结节的后上方，顺着跟腱向足底方向按压推挤，以促使其复位，达到对位良好为度。

2. 牵拉旋拧复位法 让患者仰卧于治疗床上，施术者先用手反复捏揉足跟周围，分筋理筋，摸清移位情况。然后一手握住足跟部，另一手握住足前部，双手协同用力，先进行牵拉拔伸，再在牵引力下，反复旋转拧动足跟部，可促使跟骨前部骨折和载距突骨折的移位复位。若属跟骨体骨折的移位等，可根据其骨折移位情况，进行拿正（图3-37），至其对位良好为度。

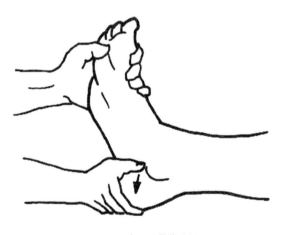

图3-37　拿正跟骨体移位

3. 合抱挤压复位法 让患者仰卧于治疗床上，施术者先用手轻轻捏揉伤侧足跟及其周围，分筋理筋，摸清骨折移位情况。然后，术者将双手十指交叉，以手掌根着力，合抱于跟骨的内外两侧，根据其骨折移位情况，以双手掌根夹持之力，用力进行挤压，促使其骨折移位复位。本方法适用于跟骨结节的纵行骨折、跟骨体骨折、跟骨前部骨折的侧方移位等。

对于较难整复的跟骨中央塌陷性骨折和陈旧性跟骨骨折，以及久不愈合的跟骨骨折，应考虑手术切开复位或行关节融合术等。

（四）固定方法

1. 对无移位的跟骨骨折及轻度移位经手法复位后比较稳定的跟骨骨折，可用塑形纸板包扎固定法。一般固定 3~4 周即可。

2. 对移位明显，经手法整复后不太稳定的跟骨骨折，应用石膏托包扎固定。也可以穿跟骨固定鞋和加卡子固定法（图 3-38）。一般固定 6~8 周。

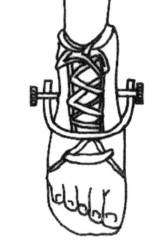

图 3-38　跟骨固定鞋及加卡子固定法

（五）术后处理及功能锻炼

固定 1 周后，开始做踝关节和足趾的伸屈活动。2 周后可拄拐下地逐渐锻炼着地行走。至拆除固定后，可锻炼正常走路活动。

十二、其他跗骨骨折

其他跗骨骨折，包括足舟骨骨折、骰骨骨折和楔状骨骨折。一般说来，多因足踝部的砸伤或碾轧伤引起，大多与踝部骨折、跟骨骨折、距骨骨折等同时存在，也可单独发生。在治疗方法上，也可在上述骨折整复的过程中得以复位。其处理原则也与上述骨折基本相同，故不详述。

十三、跖骨骨折

跖骨骨折比较常见，可见于各年龄段，常见的是第五跖骨基底部撕脱性骨折，其次为第一跖骨干骨折和第二、三跖骨颈的疲劳性骨折。第一与第五跖骨头，是构成足底内外两个纵弓的前方承重点，与跟骨形成整个足部的三个负重点。5 根跖骨之间又构成足的横弓。足弓富有弹性，可以缓冲和分散经过踝关节传来的重力到与地面接触的各点上去。若此弓遭受破坏，不仅使足失去弹性，不利于长距离步行，也难以维持长时间的站立。因此，当跖骨骨折后，必须准确复位，以恢复足弓的正常形态。

（一）病因

直接暴力、间接暴力和积累性暴力，均可引起跖骨骨折。直接暴力，如车轮挤压、重物打击所引起的跖骨骨折，多呈横断或粉碎性。间接暴力，如扭伤挫伤等引起的跖骨骨折，多呈斜形。长期积累性暴力，可引起第二、三跖骨颈骨折。跖骨骨折，一般可划分为跖骨基底骨折、跖骨干骨折和跖骨颈骨折3种。

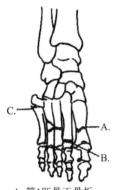

A. 第1跖骨干骨折
B. 跖骨颈骨折
C. 第5跖骨基底骨折

图3-39 跖骨骨折

1. 跖骨干骨折 大多为直接暴力砸伤，如车轮挤压、重物打击所致。常见于第一跖骨干骨折（图3-39A）。

2. 跖骨颈骨折 可因积累性暴力引起，如长途急行军引起的第二或第三跖骨颈疲劳性骨折。也有少数为直接暴力砸伤引起的跖骨颈骨折（图3-39B）。

3. 跖骨基底骨折 多因扭挫伤或挤压伤所引起。以第五跖骨基底骨折最为多见，它仅次于外踝骨折，占足踝部骨折的第2位（图3-39C）。

由于跖骨相互支持，骨折后移位多不明显，仅有少数跖骨干骨折，可因暴力方向而产生向跖侧移位，或成角移位，或骨折远端移至近端的下方形成重叠移位。跖骨骨折常可发生数个跖骨同时骨折，或合并其他足踝部骨折，并往往合并某些邻近关节的脱位或半脱位。

（二）症状与体征

伤后多有足背肿胀疼痛，行走不便，皮下出现瘀斑，骨折局部压痛明显等症状。有移位的骨折，容易查知骨擦感，沿跖骨纵轴挤压，骨折处出现剧烈的挤压痛。X线足部正斜位片可显示骨折及其移位情况。

（三）整复手法

1. 牵引拿正复位法 让患者仰卧位或靠坐位，助手用双手握住伤肢小腿持定。施术者用一手握住与骨折相连接的足趾，进行持续用力牵引。用另一手反复捏揉骨折四周，分筋理筋，摸清骨折移位情况，然后用力拿正，使达到对位良好，并恢复正常的足弓为度。

2. 折顶复位法 经上述方法未能整复的重叠移位骨折，可用折顶复位法。即将伤肢屈膝放松，伤足放平。施术者用手拇指按于骨折处之两端，其余四指顺势握住足底，两拇指同时用力向跖侧折顶，促使其重叠移位转变为成角移位，当其触顶之后，再回托，至跖骨顺直对位良好为度（图3-40），并使其足弓恢复正常。

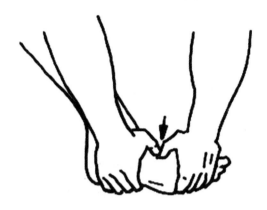

图3-40　折顶复位法

（四）固定方法

塑形纸板包扎固定，对第一和第五跖骨骨折均可采用，应用硬纸板按图3-41的"草帽形"，依据足之大小尺码剪出两片，用水浸湿，按其折线折成"半只拖鞋"状，内面垫上棉花用绷带包好，以折线对于骨折处，足心垫上棉垫，以保护其足弓和防止再次移位。

对于第二~四跖骨骨折，应用硬纸板按图3-42的形状，依据足之大小，剪成"鞋底"及"鞋盖"各2~3层，用水浸湿垫上棉花包上绷带，放置于足背之上，足心垫上棉垫（图3-43），用以保持足弓，防止再次移位，然后再用绷带包扎固定。

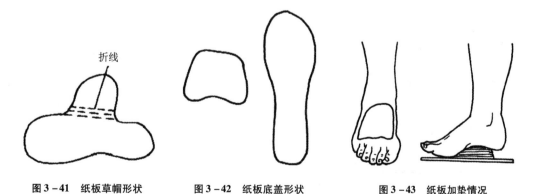

图3-41　纸板草帽形状　　　图3-42　纸板底盖形状　　　图3-43　纸板加垫情况

（五）术后处理及功能锻炼

1. 注意包扎固定松紧度和足部的血液循环情况，发现问题及时调整。

2. 固定后即可做踝关节及足趾的屈伸活动，1 周后即可拄拐下地行走，但不能负重。4~5 周拆除固定后锻炼步行。

十四、趾骨骨折

趾骨，俗称"足趾""脚趾头"等。趾骨骨折比较常见。

（一）病因

趾骨骨折，多因直接暴力损伤引起，如重物落下砸伤、打击、冲撞、机械辗轧等外力损伤造成趾骨骨折。以踇趾骨折比较常见，骨折多为横断、斜形或粉碎性骨折，并常合并有趾甲和皮肤的损伤。

（二）症状与体征

伤趾肿胀而增粗，疼痛而行走不便，常因皮下出血而出现青紫瘀斑，屈伸活动时疼痛加重。X 线片可帮助明确诊断。

（三）整复手法

捏揉拿正复位法　让患者仰卧于治疗床上，施术者一手握住足趾部持定，另一手拇、食二指相对着力，捏揉骨折之伤趾，先分筋理筋，摸清骨折移位情况，再进行拿正。必要时也可配合牵引和捏挤，使其达到复位良好。

（四）固定方法

1. 踇趾骨折整复后，可用铁片或竹片或硬纸板包扎固定，一般固定 3~4 周即可拆除固定，逐渐锻炼活动。

2. 对第二~五趾骨骨折，整复对位后，也可用上述方法固定。或在足趾间垫上棉垫或纱布，用胶布与邻近的 1~2 趾固定在一起。

（五）术后处理及功能锻炼

包扎固定后，即可慢步行走，骨折愈合较快，数日后肿痛缓解或消失。末节趾骨骨折，常伴有神经损伤，愈合之后可用熏洗按摩等方法，促使其逐渐恢复。

第四章　躯干部骨折

一、颈椎骨折

颈椎古称"天柱骨"或"玉柱骨"，共有 7 节连接于头部与胸椎之间。第 1 颈椎因其形状如环，故又称为"寰椎"；第二颈椎生有齿状突，形似户枢之轴，故又称"枢椎"。其他椎体则大同小异，基本相似。

（一）病因

颈椎骨折多因间接暴力损伤引起，如由高处坠下头向下挫伤，或重物由头上冲撞砸伤头颈。引起颈椎骨折的主要外力有以下 3 种。

1. 屈曲或屈曲旋转外力　屈曲性外力可引起颈椎颈体的压缩性骨折；屈曲与旋转外力同时存在时，多能引起颈椎的脱位或半脱位，或脱位与骨折同时存在。

2. 后伸力　过度强力后伸外力，常引起椎弓特别是寰椎的损伤；也可引起椎体前纵韧带的断裂和椎体前部的张嘴性骨折，或引起颈椎的棘突骨折。

3. 纵向压缩力　沿颈椎纵轴的压缩性外力，常可引起颈椎的寰椎骨折，或椎体的爆裂性骨折。

（二）症状与体征

由于颈椎的骨折脱位，常伴有头部的损伤而易被忽略，因而强调遇到较严重的头部损伤时，应注意做颈部的检查，较常见的颈椎骨折主要有以下几种。

1. 寰椎骨折　大多由于头部遭受外力，经枕骨的两个枕骨髁传导到环枕关节，冲击椎体的上关节凹，而引起寰椎上的关节两侧的骨折，并可发生不同程度的移位（图 4 - 1）。

2. 齿状突骨折　由于传导性外力作用于枢椎的齿状突，而引起齿状突的骨折。并多伴有不同方向或不同程度的移位（图 4 - 2），由于骨折移位而引起一系列脊髓压迫刺激症状，如头晕、恶心、呕吐，甚至昏厥休克等。

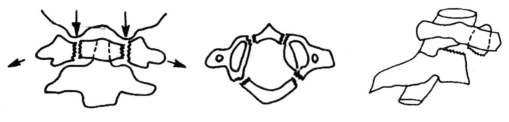

图4-1 寰椎骨折

图4-2 齿状突骨折

3. 颈椎体压缩性骨折 大多由于屈曲性外力作用于某个或多个颈椎椎体，由于压挤作用而引起椎体的楔形改变（图4-3），称为颈椎压缩性骨折。因其压缩现象大多发生在椎体前部，后纵韧带多完整，故为稳定性骨折，很少伴有脊髓刺激症状。

4. 颈椎体爆裂性骨折 大多由于沿颈椎纵轴方向的纵向压缩力引起颈椎体的粉碎性骨折，再由于头颈部伤后的某些活动，致使骨折块产生分散移位（图4-4）。由于移位的骨折块压迫刺激脊髓时，而引起某些脊髓刺激症状。

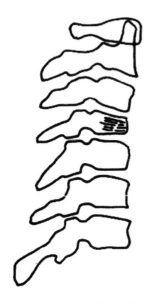

图4-3 颈椎压缩性骨折

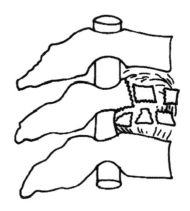

图4-4 颈椎爆裂性骨折

5. 棘突骨折 棘突骨折，最易发生在第7颈椎和第1胸椎的棘突上。因国外常在铲黏土时由肌肉的牵拉损伤引起，故有人称其为"铲黏土骨折"。在我国可见于体弱者，常因强力后伸外力引起，或无明显外伤史。治疗以休息为主，多可愈合，并不影响功能。

颈椎骨折和脱位，其稳定与否非常重要，其后纵韧带遭到破坏与否，可作为颈椎损伤后稳定与否的重要标志。根据检查需要可拍不同体位的 X 线片，如开口位片、正侧位片、双斜位片、前屈后伸位片等。必要时拍摄 CT、磁共振片，更有助于明确诊断和查清移位情况等。

（三）整复手法

1. 捏揉端提复位法 让患者坐于治疗凳上，施术者站其身后，一手按住患者头部固定，另一手着力，反复捏揉颈项两侧肌肉韧带，力量由轻渐重，并在风池穴、天柱穴及其损伤之处进行重点捏揉。然后，用双手掌心相对着力，合抱于患者头部两侧面颊部，向上用力端提牵拉，在向上牵拉力的作用下，再做颈部的慢慢前屈、后伸、左右侧屈及左右摇摆活动，手法用力要轻柔缓慢，不必勉强用力，更不可猛力扳拧。

2. 牵引扳摇复位法 让患者仰卧于治疗床上，施术者坐其床头前方，先用双手四指着力，反复按揉患者颈项部两侧肌肉韧带，在风池穴、天柱穴及其骨折脱位的损伤之处，进行重点按揉，力量由轻渐重。然后，让助手把住患者双肩，施术者一手托住患者头枕部，另一手勾住下颌部，两手协同用力，进行持续性牵引拔伸颈椎，在牵引力作用下，反复进行向左右两侧的交替扳摇。左右扳摇的力度要缓慢柔和，不可猛力扳拧。左右扳摇的幅度要适当，一般不可勉强扳摇，并且不可超过 45°，以防发生意外。

（四）固定方法

1. 颈椎骨折无移位者，以及经手法复位比较稳定者，可用塑料围领固定（图4－5）。一般固定 2 周左右。

2. 对经手法整复复位后，不太稳定的颈椎骨折，应采用石膏围领固定，或金属固定架固定 6~8 周。

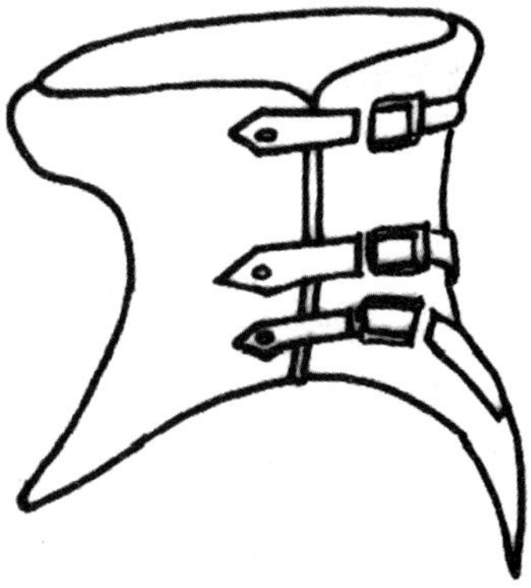

图 4－5 塑料围领固定法

（五）术后处理及功能锻炼

1. 对于有脊髓压迫刺激症状的颈椎骨折脱位，不便于采用手法复位时，应考虑及早手术治疗。

2. 经固定 1 个月后，无不良反应者，可开始做颈椎的屈伸活动。至拆除固定后才可逐渐锻炼颈椎的正常功能活动，并可配合轻度手法按摩。

二、胸椎腰椎骨折

胸椎和腰椎，古代分别称为背骨和腰骨。早在元代危亦林所著《世医得效方》中，就记载了"背脊反折法"以治疗腰背部脊柱骨折。近年来，国外有人提出脊柱三柱结构学说，将脊柱划分为前柱、中柱、后柱。①前柱包括前纵韧带、椎体前半部及其相应的椎间盘和椎间纤维环；②中柱包括椎体后半部及其相应的椎间盘和椎间纤维环、后纵韧带及椎管；③后柱为脊椎附件，包括椎板、横突、黄韧带、棘突、棘上和棘间韧带。

（一）病因

胸椎腰椎骨折多见于男性青壮年，伤势常较严重，对劳动力影响较大，甚至危及生命。当躯干部遭受暴力作用时，暴力沿脊柱传导，常在脊柱中段稳定部分与活动部分交界处的椎体上形成损伤。胸腰段（胸椎 11、12 及腰椎 1、2）交界处脊柱活动较多，正处于受力作用之处，最易遭受损伤。根据戴尼斯脊柱三柱结构学说，以及现代医学检测手段，将脊柱骨折划分为以下几种类型。

1. 压缩性骨折　胸腰椎的压缩性骨折，绝大多数是由间接暴力引起，受伤时其前柱承受较大压力，中后柱承受张力。前柱被压缩，中柱完整，后柱可因张力过大而破裂张开。根据其损伤程度，又可划分为单纯性压缩骨折和粉碎性压缩骨折。

（1）单纯性压缩骨折：可见于 1～2 个椎体的前上方或侧方，由于传导性屈曲暴力的大小不等，而压缩程度不同的楔形改变（图 4-6），常见于胸腰椎。椎管后壁完整，椎管内无骨折碎片及椎间盘组织，故无脊髓压迫刺激症状。

（2）粉碎性压缩骨折：由于比较强大的暴力，促使脊柱突然而猛烈向前极度屈曲，使椎体压缩后变扁变宽，其压缩力已涉及前柱及中柱，而使椎体破碎分离，椎体前部向前突出，破坏了前纵韧带；椎体后部向后凸，影响到后纵韧带，甚至压迫刺激到脊髓，而发生不全性或完全性截瘫。

2. 爆裂性骨折　其特点是脊柱中柱受损，椎体呈爆炸样开裂，碎骨片连同椎间盘组织突入椎管，而引起脊髓压迫刺激症状。

3. 屈曲牵开型损伤　在西方国家常因高速汽车车祸，安全带固定脊柱下部，脊柱上部继续前冲，造成猛烈屈曲暴力所致损伤，故又称为"安全带型损伤"。后柱结构的棘上、棘间及黄韧带断裂、椎弓椎板也可发生骨折。

4. 骨折脱位　胸腰椎损伤严重者，前、中、后三柱同时损伤。根据其受伤机

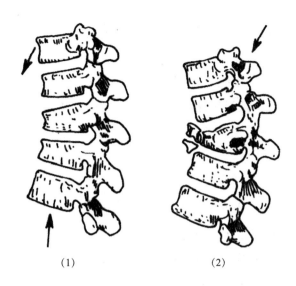

(1)　　　　　　　　　　(2)

图 4-6　胸腰椎压缩性骨折

制，又可划分为以下 4 种类型。

（1）屈曲旋转型：前纵韧带剥离，椎体上缘常有撕脱性骨折，单侧关节突骨折或脱位。可合并有横突骨折、椎体脱位或半脱位，棘间距离增宽或棘突偏移。

（2）剪刀型：由于剪刀力致伤，前、中、后三柱结构同时受损，前纵韧带、后纵韧带均有损伤撕脱，常合并有脊髓损伤。

（3）牵拉屈曲型：脊柱有屈曲受伤史，椎体脱位或半脱位，韧带大多撕裂，同时伴有撕脱性骨折。

（4）牵拉伸展型：前柱张力性撕裂，后柱压缩，临床比较少见。

（二）症状与体征

1. 对脊柱损伤患者，必须详细询问受伤史，如从高处落下，肩背部或臀部着地，重物砸伤，车祸塌方，交通事故等。了解暴力类型，如屈曲、伸展、垂直、旋转或剪刀力等。

2. 脊柱损伤处疼痛，站立行走困难，甚至卧床不起，在床上不能翻身等，腰背无力，扭动则疼痛加重。由于腹膜后血肿压迫自主神经，常可出现腹胀痛、大便秘结等症状。

3. 脊柱检查时，用手指从上向下逐个按压棘突，可发现位于中线的局部肿胀和压痛。一般胸腰段椎体压缩性骨折，多伴有后凸畸形。

4. 在检查复合性损伤时，颅脑胸腹脏器的损伤应予注意，要首先检查呼吸、脉搏、血压、神志、瞳孔及胸腹内脏和有无并发休克的可能。先处理紧急症状，抢救生命。在处理中，继续检查脊柱及肢体，不可只看到一处损伤，而忽略了其他部位的损伤，以防漏诊。

对脊柱损伤的检查，应包括神经系统检查，确定是否有脊髓损伤，是功能性损伤还是器质性损伤。主要通过物理检查、肌电图、体感诱发电位，以及脊柱的 X 线拍片、CT 扫描、磁共振成像等，进行综合分析判断，以做出明确的诊断。

（三）整复手法

1. 牵引按压复位法 让患者俯卧于治疗床上，让助手甲用双手分别抠住患者两肩腋部，助手乙双手分别握住患者双踝部，两助手同时用力做对抗牵引。在牵引力下，施术者用双拳平压于脊柱两侧（以双手四个手指的近节背侧着力），从胸椎至腰椎，由上至下反复按压数遍。然后，再用右手掌根着力，按压于骨折处的棘突上，将左手按压于右手背上，双掌叠在一起用寸劲向下按压，以促使其复位。再用双拳搓揉法，反复搓揉腰背脊柱两侧。再用双手掌着力，反复按揉脊柱两侧骨肉，舒筋理气活血。

脊柱骨折脱位，要用以上手法反复整复调整，使其逐步缓解症状，逐渐恢复功能。一般每周治疗 2~3 次，10 次为 1 个疗程。适用于胸腰椎骨折脱位而没有完全截瘫的患者。若其骨折脱位移位严重，已合并完全截瘫的患者，应及早采用手术治疗。

2. 顺推反折复位法 让患者俯卧于治疗床上，施术者用双手按揉胸腰椎脊柱两侧肌肉，舒筋理气活血。再站于患者床头前方，用双手掌着力，按于患者腰背脊柱两侧，反复由上向下顺推 10 余遍。然后再用一手按于腰背骨折处之棘突上，另一手托住双膝上部向上托起，将脊柱后伸呈反折之状，用以促使骨折复位。再用双手掌反复按揉脊柱两侧。

3. 悬吊牵引复位法 让患者俯卧于治疗床上，将患者双踝系上绳子，并悬吊于1m 以上的高度，使其腹部离开床面，以促使其骨折复位。并可配合做腰背部的按摩治疗手法。

（四）术后处理及功能锻炼

1. 脊柱胸腰椎骨折的患者，应卧硬板床，垫上被褥，卧床休息。并在仰卧位时，将枕头垫在腰部，其高低度要适当。

2. 休养数日后，开始进行活动功能锻炼。

（1）五点支撑法：患者仰卧在床上，休养至自己可以做翻身活动时，即可开始先锻炼五点支撑法。即将双下肢屈曲，两足跟、两肘部及头部五点着力，将身体支撑起来，使腰背离开床面，呈拱桥之状，反复锻炼，每日数次。

（2）三点支撑法：经过五点支撑法的一段时间锻炼之后，体力有所增加。可改用头及双足着力的三点支撑法，将整个身体支撑起来。

（3）飞燕点水法：患者俯卧于床上，开始先锻炼将头及上肢后伸抬起；再锻炼将下肢也后伸抬起；最后锻炼将头及四肢同时后伸抬起，只用腹部着力，称为"飞燕点水法"。因其像海鸭游水之状，又称为"海鸭汖水法"。

以上各种治疗和锻炼方法，均适用于脊柱胸腰椎的屈曲型损伤，如腰椎或胸椎的压缩性骨折等。

三、骶骨骨折

骶骨古称"尻骨"，上与腰椎相连，下与尾骨相接，两侧与髂骨相连共同组成骨盆。骶丛神经分布其中。骶骨骨折，女性多于男性，这与骨盆的结构差异有关。

（一）病因

骶骨骨折常因直接暴力挫伤而引起，如仰坐跌倒、下楼滑落，骶尾部着地摔在台阶或硬地面上，而造成第5骶骨骨折（图4-7）。骨折远端由于外力作用，大多向内前方移位，而刺激到直肠。其骨折线可为横断或斜形，多不规则。

（二）症状与体征

伤后感觉尾骶部疼痛坠胀，或有便意而欲解不尽，大小便均感不适。检查可于第5骶骨骨折处，触及局限性压痛和骶部叩击痛，或伴有局部肿胀。患者不敢坐凳，怕坐下时引起骨折处的剧痛。X线片可明确诊断，但在拍侧位片时应注意找好位置。

（三）整复手法

肛门内复位法　先让患者排净二便，采用膝胸卧式，跪卧于治疗床上，脱下裤子暴露臀部。施术者用中指戴上肛诊专用指套，蘸上甘油或液状石蜡，伸入患者肛门中，掌心朝上，先用中指着力将骨折断端抠回，略向上托举，使其复位（图4-8），再用事先准备好的胶布包扎固定。

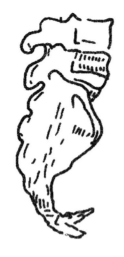

图 4 - 7　骶骨骨折

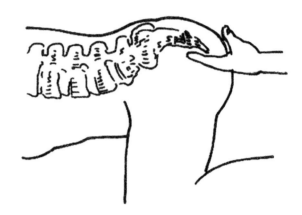

图 4 - 8　肛门内复位法

（四）固定方法

事先准备好医用胶布（宽 5cm，长 20cm）3 条。第 1 条的下端贴于肛门的后上方，向上牵拉后，沿着骶中线贴牢；第 2、3 条下端则贴于肛门两侧，向上牵拉后，沿第 1 条胶布的外边线贴牢。一般固定 3 ~ 4 周。

（五）术后注意事项

1. 固定后要卧床休息，禁止仰、坐位，半年内禁止骑车等。
2. 若属陈旧性骨折，可再做第 2 次或第 3 次整复，至其症状缓解为度。

四、肋骨骨折

肋骨古称"胸肋"。肋骨骨折多发生于成年人，可发生于一根肋骨或数根肋骨，也有一根肋骨同时发生 2 ~ 3 处骨折者。一般儿童肋骨弹性较大，肋骨骨折比较少见。

（一）病因

引起肋骨骨折的原因主要有以下几点。

1. 直接暴力　肋骨骨折发生于直接磕碰着力之处，多呈横断或粉碎性骨折，并大多伴有向内或重叠移位（图 4 - 9），甚至刺伤肺部引起气胸或血胸等。

2. 传达暴力　当外力作用于胸壁前部，致使胸腔的前后径缩短，左右径增宽，造成肋骨中段的断裂，其骨折面呈斜形，并向外突出移位（图4－10）。

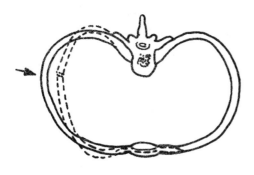
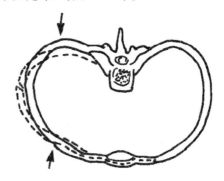

图4－9　直接暴力引起骨折　　　　　　　　图4－10　传达暴力引起骨折

3. 混合暴力　如一肋双折，多为直接暴力与传达暴力混合作用的结果。直接冲击力使局部发生骨折。但其余力未尽，残余力量成为传达暴力，致使该肋骨另一薄弱处又发生骨折。此种骨折常伴有内脏损伤。

4. 肌肉收缩力　肋间肌肉急骤强力收缩，可造成下部肋骨骨折。可见于严重的咳嗽、打喷嚏以及产妇和百日咳患者等。

（二）症状与体征

肋骨骨折的好发部位是4～9肋角的前外侧，肋骨角后侧少见。在胸前易发生肋骨与软骨间的分离或脱位。1～3肋骨因处于深部，并有锁骨和其他组织的保护，不易发生骨折，11～12肋骨因外端游离，受冲击时可以退让而将暴力缓冲，骨折亦较少见。常见肋骨骨折的类型主要有以下几种。

1. 非穿破性骨折　又可分为以下3种。

（1）不全骨折：线状裂纹或青枝骨折，可见于青年儿童。外力较小时也可见于成年人。

（2）完全骨折：可见有横断、斜形及粉碎性骨折，但均未穿破皮肤。

（3）多发性骨折：可见于一肋双折或数根肋骨骨折及多处肋骨骨折。

2. 穿破性骨折　多因强大暴力如车祸、塌方、火器伤等，引起肋骨骨折并穿破胸腔皮肤等。

肋骨骨折的自觉症状和体征：胸壁骨折处疼痛，深呼吸、咳嗽、打喷嚏或身躯转动时，疼痛加剧。骨折局部有明显局限性压痛，有时可摸到骨擦音或骨擦感。按压骨折的肋骨，两手前后或左右挤压胸廓，均可引起骨折处的剧痛。患者不敢深呼吸、咳嗽或大声说话，喜好坐位，常用手捂住损伤部位，自己能指出最痛点，一般即为骨折之处。

较严重的肋骨骨折可产生多种胸部并发症，骨折断端穿破肺部时，可发生气胸、血胸。如骨折断端刺破纵隔或皮下时，也可造成纵隔或皮下气肿。骨折处疼痛，呼吸浅短，不敢咳嗽咯痰，致使呼吸道内的分泌物积留，堵塞支气管，引起肺不张或肺部感染。

多根肋骨多处骨折时，胸廓软化下陷，在呼吸运动时与正常胸廓步调不一致，出现反常呼吸，发生呼吸困难、发绀、休克等严重症状。

（三）整复手法

按腹加压复位法　对非穿破性单纯肋骨骨折，有移位者，可用按腹加压复位法治疗。让患者仰卧于治疗床上，施术者一手掌平按于患者腹部，让患者吸足气，另一手掌快速向下按压，使胸腹压力一时突然增大，而促使向内移位的骨折段膨出复位。然后用医用胶布包扎固定。

（四）固定方法

用医用胶布，量骨折固定处的面积大小，撕成5cm宽，30～40cm长的3～5条胶布，沿肋骨骨折处的肋间隙贴牢固即可（图4－11）。一般固定3～4周。

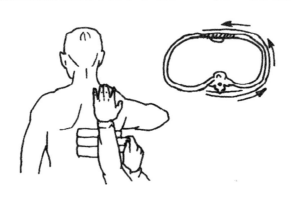

图4－11　胶布缠绕固定法

（五）术后注意事项

1. 胶布固定后，可减轻患者痛苦，增强自信心，有利于呼吸运动的练习。
2. 对多发性肋骨骨折，有胸部及内脏并发症者，不可应用上述方法整复。应及时进行抢救或手术切开复位等措施。

第五章　关节脱位

关节脱位是指人体关节组织结构，遭受到外来暴力作用，使构成关节的韧带肌肉拉力失去平衡，促使构成关节的骨骼脱离了原来正常位置，以致失去正常活动功能，称关节脱位或关节脱臼。

造成关节脱位的暴力，往往是间接暴力，并多见于青壮年人，儿童和老人较少。同样的暴力，作用到不同年龄的人身上，产生不同的后果。儿童关节遭受暴力，多易发生干骺分离；青壮年人干骺愈来愈坚固，多易发生关节脱位；老年人因其骨质已经疏松，故易发生骨折。

较大的暴力，在造成关节脱位的同时，也可伴有骨折的发生。因此，在诊治关节脱位的同时，应当注意有无骨折的发生，以免漏诊误治。

一、颞颌关节脱位

颞颌关节是头面部唯一的能动关节，由下颌骨的髁状突与颞骨的下颌凹组成。关节内有一软骨盘，它将关节腔分成上下两部分。上部分做下颌骨的前后滑动动作；下部分做开口闭口的绞锁式动作。下颌关节的稳定性，除与骨的形态有关外，主要依靠肌肉韧带的拉力作用。在闭口时髁状突位于下颌凹内；开口时髁状突向前滑至关节结节之上。开口时为一不稳定位置，如果髁状突继续向前滑动，越过关节结节的最高峰，不能自动退回到下颌凹内，即造成向前方脱位。后方、外方及上方脱位均少见。

颞颌关节脱位也称下颌关节脱位，古称"颊车失欠""下颊脱落""颌颏脱下"等，又称单脱者为"错"、双脱者为"落"等，俗称"掉下巴"等。

（一）病因

大笑、打呵欠、张口治牙、咬大块较硬食物、张口呕吐等过度张口，均可促使髁状突过度向前越过关节结节而引起脱位。由于咬肌的痉挛和下颌韧带的紧张，髁状突被绞锁在下颌关节前方颧弓下，关节盘被卡在髁状突和下颌关节结节之间。这时关节囊被拉松拉长，但并未破裂，而形成双侧性颞颌关节脱位。

若因在单侧臼齿上，咬较大硬食物，或一侧下颌遭受暴力打击，引起两侧咬肌和下颌韧带拉力失去平衡，促使下颌骨向一侧扭转，可造成单侧性颞颌关节脱位。若因颞颌关节脱位之后，造成咬肌和下颌韧带的张力下降，肌肉松弛，可引起颞合关节脱位的反复发作，而形成习惯性颞颌关节脱位。

（二）症状与体征

1. 双侧性颞颌关节脱位　患者常呈张口状不能闭嘴，吞咽困难，语音不清，流涎不止，颏部突出于正前方。双侧耳前方可触及一空凹，并可于颧骨下方摸及移位的髁状突。

2. 单侧性颞颌关节脱位　下颌骨偏向健侧歪斜，也可出现上述某些症状，但多见于单侧性的。患者常用手掌托住下颌就诊。

（三）整复手法

1. 口内复位法　让患者靠墙坐于矮凳上，并以后头依靠墙壁。施术者将双手拇指用绷带缠绕包裹数层后（用以保护手指），伸入患者口中，按于下颌两侧的臼齿上（图5-1）。然后双手拇指着力，用寸劲猛力向下按压，在按压的同时并向后推送，两腕及手掌并向上托提下颌前部（图5-2），触及响动，即已复位，在此瞬间将两拇指迅速向两侧闪开，以免被复位的下颌咬伤。

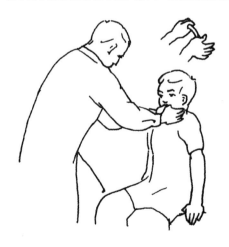

图5-1　双手拇指缠绷带入口中

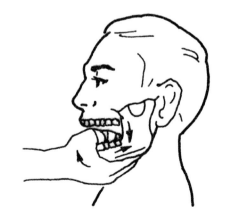

图5-2　拇指下压手掌上托

此方法对于双侧性或单侧性颞合关节脱位均适用。若用于单侧性脱位时，以患侧用力为主。在施用手法之前，先用轻柔手法按摩颞颌关节，或用温热毛巾热敷3～5分钟，以活其气血，缓解痉挛，效更佳。若属习惯性脱位，复位后可用绷带包扎固定2周，以防复发。

2. 口外点穴复位法 让患者坐于矮凳上，施术者用双手拇指着力，抠住患者两侧耳下穴（在下颌骨后缘中央凹陷处），同时双手掌着力，捧住下颌骨向后下方推压（图5－3），触及响动，即已复位。抠耳下穴时，可产生比较强烈的酸胀感，可缓解痉挛，促使咬肌及下颌韧带放松，以便于复位。

此方法适用于单侧性或双侧性颞颌关节脱位，也可用于习惯性颞颌关节脱位。

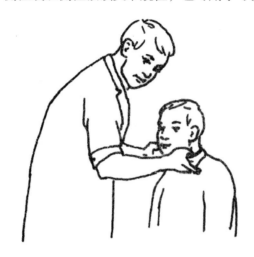

图5－3 口外点穴复位法

3. 垫木复位法 用一软木塞或绷带卷，系上一根一尺多长的细绳。将软木塞垫于患侧的臼齿上，令其咬住，细绳一端留在口外（以防复位时将软木塞吞下）。然后，术者用一手按住患者头顶固定，另一手托住下颌，突然用寸劲，向上猛托下颌前部，以其杠杆之力，可促使其颞颌关节松动而复位（图5－4）。

此方法适用于单侧性颞颌关节脱位者。

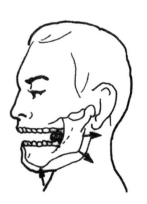

图5－4 垫木复位法

二、寰枢椎半脱位

寰枢椎半脱位，又称寰枢关节半脱位或寰齿关节半脱位。在人体7个颈椎中，第1、2颈椎为适应人体头部的运动特点，在其结构上有其特殊之处。第1颈椎既无椎体也无棘突，其形状如环，故又称"寰椎"（图5-5）；第二颈椎椎体上面生有一个状如门轴之突起，称为"齿状突"，伸入寰椎之内，转动如门之枢纽，故又称为"枢椎"（图5-6）。枢椎的下半部分，则具有一般颈椎的特点，并且其棘突较大而长。

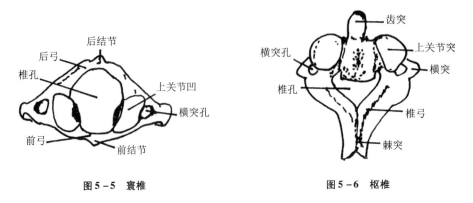

图5-5　寰椎　　　　　　　　　　图5-6　枢椎

寰椎上面有一对关节凹，与枕骨的两个枕骨髁构成寰枕关节，主要参与完成头颅的前屈后仰活动和协助其他关节完成左右摆动。在寰椎下面有两个关节面，与枢椎两个上关节面构成寰枢关节；在寰椎的前部内侧有一关节面，与齿状突的前关节面构成寰齿关节。寰齿关节和寰枢关节，主要参与完成头部的左右旋转活动（图5-7）。以上各关节在强有力的肌肉韧带拉力下，使之组合得比较牢固有力，并能进行正常的灵活转动。当由于头颈部的外伤或颈部感染，使颈部两侧肌肉韧带拉力失去平衡，或寰椎关节的韧带损伤，而致使寰椎关节和寰齿关节脱离了正常的活动位置，丧失了正常的活动功能，即造成寰椎关节半脱位。

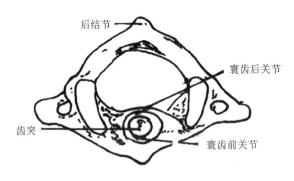

图5-7　寰枢关节

（一）病因

引起寰椎关节半脱位的原因，主要是由于头颈部遭受外伤后，颈部两侧肌肉韧带（如胸锁乳突肌、肩胛提肌、前后锯肌、斜方肌、头半棘肌、头夹肌、项韧带和寰齿关节中的横韧带、十字韧带等）拉力失去平衡所致。一般在颈部外伤初期，由于伤侧肌肉拉力降低，以及伤者多采取保护性侧屈，而使头颈歪向一侧。再者寰椎横韧带和十字韧带的损伤、松弛或断裂，也是造成寰齿关节半脱位的原因之一。另外，颈椎的畸形、齿状突的先天性变异，也可引起寰枢椎的半脱位。

（二）症状与体征

寰枢椎半脱位的患者，头部大多歪向伤侧，以避免牵拉伤侧肌肉而疼痛加重。头颈部疼痛强硬，尤以伤侧明显，头颈部活动功能受限，尤以左右旋转受限明显。被动活动时疼痛加重。严重者可出现头痛、头晕、恶心、呕吐、视物模糊等现象。尤以低头时症状加重，出现眼前冒金星，眼前发黑，甚至昏厥跌倒。

在颈部伤侧多有触压痛，并可触及僵硬的肌肉痉挛。外伤后期可触及椭圆形或条索状粘连结节。寰枢椎半脱位后，并可伴发或诱发颈椎的生理屈度改变，或颈椎小关节紊乱，而出现颈椎综合征的一系列相应的症状；陈旧性寰枢椎半脱位大多出现神经衰弱和神经官能症的某些症状，故临床常被误诊。应拍 X 线片协助明确诊断。

X 线检查：一般拍摄寰枢关节正位片（在拍的比较标准的寰枢关节开口位片上，由寰枕关节间隙和齿突两侧间隙及寰枢关节间隙，共同组成一个"北"字，见图 5-8）和侧位片（包括前屈位片和后伸位片，以便于做动态观察），若出现下列情况，结合临床症状，即可明确诊断。

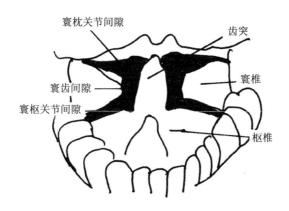

图 5-8 开口位片的"北"字

1. 在开口位上 出现以下几项之一者，均可证明寰枢椎存在侧方移位，即为寰枢椎半脱位的"侧方移位型"。①齿突偏歪；②枢椎齿状突两侧间隙不对称；③齿状突轴线与寰椎轴线不重叠；④齿状突轴线不能垂直平分寰椎下关节两侧最外缘的连线；⑤寰椎下关节两侧最外缘的连线，与枢椎上关节两侧最外缘的连线不能平行，在其一侧延长线上相交（图5-9）。

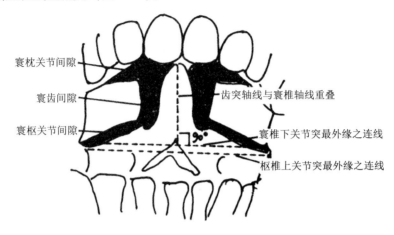

图5-9　开口位片

2. 在侧位片上 出现以下几项之一者，均可证明存在齿状突的向后脱位，即寰枢椎半脱位的后脱位型，又称"中央移位型"。①寰齿间隙大于2mm以上者（正常人的平均值为1.32mm，儿童最大为2mm）；②寰齿线超过寰枕线全长的1/3者（自寰椎前结节至枕骨大孔最后缘连线为寰枕线，此线通过齿状突尖端，其中寰椎前结节至齿状突尖端的连线为寰齿线）；③齿状突轴线与寰枕线的夹角，60°~70°为轻度后脱位；50°~60°为中度后脱位；若小于50°为重度后脱位（正常人齿状突轴线与寰枕线的夹角在70°~80°）（图5-10）。

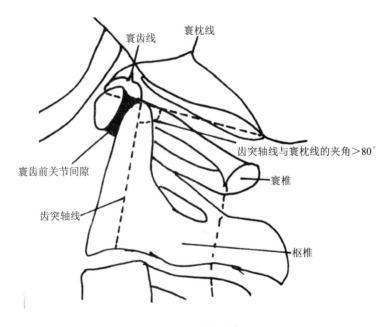

图5-10　侧位片

3. 在前屈后伸位片上　若前屈位片寰齿间隙超过 2mm，而后伸位片上则恢复正常，说明寰齿间隙尚存在活动，一般为新鲜脱位。若在前屈后伸位片上，均有寰齿间隙增宽，一般为陈旧性脱位，其寰齿间隙已被结缔组织充填而不能复位。

另外，比较严重的寰枢椎半脱位，大多为既有侧方移位又合并有中央移位的"混合移位型"。

（三）整复手法

1. 舒筋通络复位法　让患者端坐于治疗凳上，施术者站其后。先用一手按于患者头顶固定，另一手拇指与其余四指相对着力，反复捏揉颈部两侧肌肉韧带（图5－11），在其风池穴、天柱穴及损伤之处进行重点捏揉，促使其缓解痉挛，放松肌肉，舒筋活络，恢复肌肉韧带的弹力和正常拉力。再用两手协同用力，托住两侧下颌轻柔地旋转摇动头颈部，用以活动头颈部各关节，纠正关节脱位，促使其恢复活动功能（图5－12），再反复捏揉肩部肌肉及经络穴位（图5－13），再反复捏揉上肢肌肉经络穴位（图5－14）。最后，顺序牵拔五指。

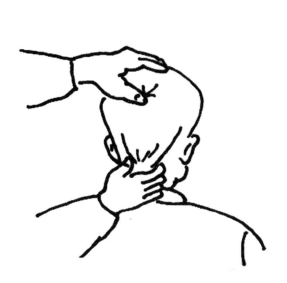

图5－11　捏揉颈部两侧肌肉

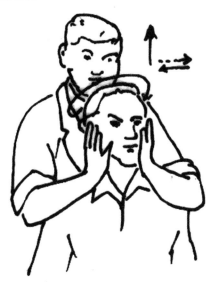

图5－12　做颈部端提摇摆旋转活动

2. 其他　对合并有头痛、头晕的患者，可再做治疗头痛的手法；合并有恶心、呕吐者，可再配合做治疗胃痛的手法。

寰枢椎半脱位的治疗，是一个逐渐、缓慢的复位过程，要经过反复多次的手法治疗，以加强肌肉韧带的拉力，调解其拉力平衡，才能逐渐复位，不可操之过急。猛力扳扭反而造成新的损伤，会加重病情。

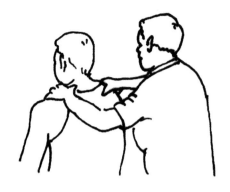

图 5 - 13　捏揉颈肩部穴位

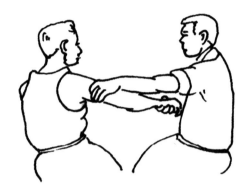

图 5 - 14　捏揉肩部及上肢肌肉

（四）注意事项

1. 寰枢椎半脱位不可能一次纠正治愈，一般需要 10～30 次的治疗，才可达到基本治愈。

2. 寰枢椎半脱位的治疗，以手法治疗为主，药物治疗为辅。急性者比较易治，陈旧性者比较难治，疗效缓慢，且易反复。

三、颈椎半脱位

颈椎半脱位是指颈椎遭受外力损伤，引起颈椎椎体错位。其错位在 2mm 之内者，虽产生一些症状，但在 X 线片上多不能显示，所以称为"颈椎关节紊乱症"。其错位在 2mm 以上，虽有脊髓神经的压迫刺激症状，但无脊髓阻断的瘫痪症状者，称为"颈椎半脱位"。若颈椎完全脱位，则脊髓被阻断而发生高位截瘫。

（一）病因

引起颈椎半脱位的原因，一般由于头颈部遭受前屈、后伸或扭转等间接暴力作用而造成。如跌仆闪挫、撞击扳拧等损伤，使颈椎肌肉韧带受损而失去拉力平衡，造成颈椎半脱位，严重者可引起颈椎骨折或颈椎全脱位。

（二）症状与体征

1. 症状　颈椎半脱位的症状，可因其半脱位的部位和程度的不同而各异。一般颈 4 以上的半脱位，大多伴有头痛、头晕、恶心、呕吐、视物不清、头皮发麻、颈部疼痛、转动失灵等头颈部症状。而颈 4 以下的半脱位，则出现类似神经根型或髓型颈椎病的症状，如颈肩部酸沉疼痛、上肢发麻、手指麻木无力、四肢发软等症状。若压迫刺激到交感神经，也可出现心慌、心跳、胸闷、气短、出虚汗等症状。

2. 辅助检查 X 线检查一般有以下几种形式。

（1）颈椎正侧位片：可帮助诊断大部分颈椎骨折或脱位。对进一步检查有提示作用。

（2）颈椎双斜位片：45°颈椎双斜位片可显示颈椎间孔及关节突等部位的变化。用以判断神经根的受压情况等。

（3）前屈后伸功能位片：有助于颈椎损伤后稳定性能的判断。也可以在 X 线透视下做颈椎的活动功能的动态观察。对隐匿性（时复性）的半脱位的诊断提供依据。

（4）开口位片：主要用于寰枢椎部的诊断。

必要时可做 CT（计算机断层 X 线扫描），或做 MRI（磁共振成像），以明确诊断。

3. 颈椎半脱位的分类 颈椎半脱位因其所受作用力的方向不同，可产生以下两种类型。

（1）前屈型颈椎半脱位：常发生在颈椎 3 ~ 7 椎，是指脱位的椎体相对其他椎体向前移位。但关节突只是部分重叠，故称为半脱位。因为往往伴有旋转性暴力损伤，故常引起一侧关节突的脱位。临床上常引起颈部疼痛，上肢麻木。但在伸直时疼痛减轻而不被重视，此种半脱位常伴有后纵韧带损伤，属于不稳定性半脱位。在前屈位时脱位加大，疼痛加重；在伸直位时脱位回复缩小，疼痛减轻。所以在 X 线检查时，拍前屈功能位片可见其加大的移位表现比较明显。

（2）后伸型颈椎半脱位：强烈的后伸力可引起椎体和前纵韧带的损伤。在后伸位颈椎不稳定，而在中立位和前屈位则比较稳定。在后伸位遭到暴力打击时，引起后伸型颈椎半脱位，大多同时伴有脊髓损伤，故其临床出现类似髓型颈椎病的症状，在头颈后伸时症状加重。在后伸位 X 线片中，可见其移位加大。

（三）整复手法

在排除颈椎全脱位或骨折的情况下，可采用手法治疗颈椎半脱位。

1. 捏揉端提旋摇复位法 让患者坐于治疗凳上，施术者站其身后，先用一手着力，反复捏揉颈椎两侧肌肉韧带，在风池、天柱、大杼等穴及其损伤处进行重点捏揉。然后，双手着力，捧住两侧面颊向上用力端提，在向上端提的同时，反复做前屈、后伸、左右侧屈及左右摇摆活动。再用一手按于头顶，另一手托住下颌，双手协同用力，做头颈部的反复旋转摇动活动。手法要轻柔灵活巧妙，且不可猛力扳拧，以免加重。

2. 捏揉扳转复位法 让患者坐于治疗凳上，施术者站其身后，先用一手扶住患者头顶固定，用另一手着力，反复捏揉颈椎两侧肌肉韧带，在风池、天柱、大杼等损伤处，进行重点捏揉。然后，再用一手捏住颈椎损伤之处，另一手及肘臂搂抱住患者头及下颌，用轻巧寸劲扳转头部用以纠正颈椎半脱位，可触及复位时的关节响动。患者可立即感到症状明显缓解。

3. 捏揉牵引扳转复位法 让患者仰卧于治疗床上，不枕枕头。施术者坐于患者床头前方，先用一手着力，反复捏揉颈椎两侧肌肉韧带。再用双手中指着力，反复点揉风池、天柱、大杼等穴及其损伤处的肌肉韧带，用以舒筋活络、调理气血。然后用一手托住患者头枕部，另一手勾住患者下颌，双手协同用力，持续牵引，在牵引力作用下，再做向左向右反复缓慢的扳转活动，并逐渐加大扳转幅度，但最大不得超过45°。手法要轻柔缓慢灵巧，不可猛力扳拧，以防发生意外。

四、肩胛骨脱位

肩胛骨与胸壁之间的连接，虽不具备一般解剖学的关节结构，但在其作用功能上应视为肩关节的一部分——肩胛胸壁关节。其活动与肩胛前间隙有着密切关系。肩胛前间隙是位于肩胛骨前面的肩胛下筋膜与胸壁之间的狭窄间隙，肩胛骨即沿此间隙活动。此间隙又被该处的前锯肌分为前肩胛前间隙与后肩胛前间隙，这是两个彼此独立的间隙。

肩胛骨的运动方式，可分为抬高、抑低、上旋、下旋，以及向外（外展）、向内（内收）6种运动方向。肩胛骨向上旋转时，肩胛下角比内上角更向外前方移动，致使肩胛盂朝上；向下旋转时则相反，肩胛盂也朝下。正常的肩胛骨与肱骨一起运动，当上臂外展超过90°时，肩胛骨必须向上旋转。若上臂前屈内收时，则肩胛盂必然朝前。

（一）病因

当上臂向前上方抬举时，致使肩胛骨向前上方极力旋转，其肩胛下角过度移向前外上方。此时如前胸壁遭受到撞击或挤压性暴力，致使肩胛下角嵌入肋间隙之中，而不能还纳，即形成肩胛骨脱位（俗称"摘膀扇子"）。常见于单双杠及吊环运动员，以及车祸等外伤。

（二）症状与体征

有明显的外伤史，局部疼痛或肿胀。伤肢无力，活动受限。检查时可摸到肩胛下角被固定于前外侧。虽然能做上臂外展伸举活动，但肩胛骨仍不移动，可与对侧肩胛骨相对照。其肩胛骨下角被卡在肋间隙中，不能活动。

（三）整复手法

牵臂扳胛复位法 让患者俯卧于治疗床上，助手双手握住患者伤肢腕部，将其经外展位牵拉至抬举位，并持续用力牵引，促使肩胛下角极度向前外上方移动。施术者用一手拇指抠住肩胛骨内下缘，其余四指顺势握住肩胛下角，先向下按压，至其脱开卡口之后，再向前外上方推扳提取，使其脱开卡口，到肩胛骨活动自由（图 5-15）。再让助手放松上肢，术者将肩胛下角再扳向脊柱，使其恢复原位（图 5-16），即可恢复正常活动。

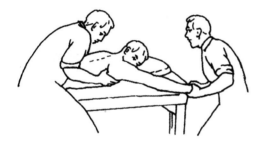 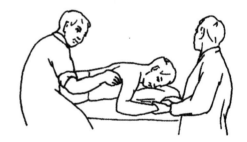

图 5-15 术者扳移肩胛下角　　　　　　图 5-16 术者扳动肩胛复位

五、肩锁关节半脱位

肩锁关节是由肩峰与锁骨外端相连接而构成的微动关节。它不具备一般活动关节的特点，只是由软骨将其连接。当其遭受外伤之后，大多引起该关节的错缝，而造成半脱位。

（一）病因

常因肩部遭受暴力，如跌倒肩部着地，或外力撞击肩部，由于力的传导，致使肩锁关节错位，并由于胸锁乳突肌的牵拉作用，错位的锁骨远端多向上方移位翘起，而形成"肩锁关节半脱位"。

（二）症状与体征

肩头上肩锁关节处红肿压痛，局部肿胀隆起，肩及上肢活动时疼痛加重。新鲜脱位局部可有创伤性炎症反应，按压锁骨远端可有颤动感。日久血肿机化、结缔组织增生，而形成隆起的粘连结节，将其固定在半脱位状态，而成为陈旧性肩锁关节半脱位。X 线片可见肩锁关节间隙增宽，锁骨远端向上移位。

（三）整复手法

捏揉按压复位法　让患者端坐于治疗凳上，施术者站其伤侧。先用一手握住伤肢持定，用另一手着力反复捏揉肩锁关节及其周围肌肉韧带和胸锁乳突肌等软组织（图5-17）以理气活血、舒筋通络。再用双手拇指着力，按压肩锁关节之锁骨远端上，用寸劲猛力向下按压，使其复位（图5-18）。再用绷带包扎固定，对其肩肘之绷带要包扎紧固，以防其锁骨远端再次翘起（图5-19），一般固定3~4周。

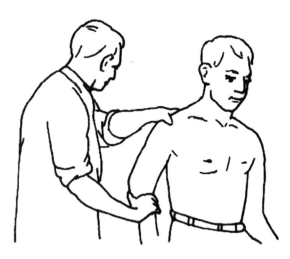

图5-17　捏揉肩锁关节

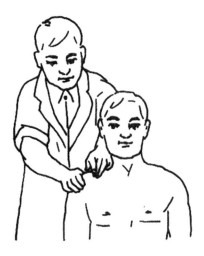

图5-18　按压锁骨远端

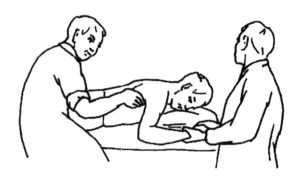

图5-19　绷带包扎固定

六、肩关节脱位

肩关节脱位，一般习惯上将肩盂与肱骨头构成的肱盂关节，称之为"肩关节"，故将该关节的脱位也称为"肱盂关节脱位"。

（一）病因

肩盂与肱骨头构成的肩关节，为一结构不稳定，而运动灵活的球凹关节。由于肩胛盂小而浅，肱骨头比较大，呈半球形，其面积为肩胛盂的 3～4 倍，并且其关节囊薄而松弛，每于遭受外伤之时，易于发生肩关节脱位。

肩关节脱位比较常见，在全身大关节脱位中占第 2 位，好发于 20～50 岁的男性成年人。依据脱位后肱骨头所处的位置，可分为肩关节前脱位（包括喙突下脱位和锁骨下脱位）、肩关节后脱位、肩关节下脱位（包括肩盂下脱位及直举型下脱位）和胸腔内脱位（图 5－20）。其中以肩关节前脱位最为多见，在肩关节前脱位中，又可分为喙突下脱位和锁骨下脱位。

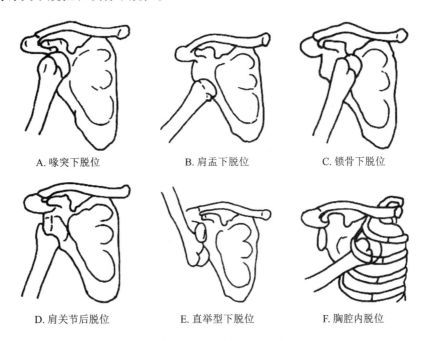

A. 喙突下脱位　　　　　B. 肩盂下脱位　　　　　C. 锁骨下脱位

D. 肩关节后脱位　　　　E. 直举型下脱位　　　　F. 胸腔内脱位

图 5－20　肩关节脱位的类型

肩关节脱位，一般由直接暴力或间接暴力造成。直接暴力多因外力从肱骨头后方向前冲击，造成肱骨头向前脱位。间接暴力有两种，一种为传达暴力，如患者侧位跌倒手掌触地、暴力沿上肢传导至肱骨头，可冲破关节囊的前壁，向前滑出至肩胛喙突前下间隙内，即形成喙突下脱位；若暴力继续作用，以及胸大肌的牵拉力量，可将肱骨头拉至锁骨下部，而形成锁骨下脱位。极个别情况，由于肱骨处于外展姿势，同时暴力过于强大，可使脱位的肱骨头继续向内冲破肋间隙而进入胸腔内，成为胸腔内脱位。另外一种为杠杆作用外力，当上肢过度外旋、过伸、外展、肱骨颈冲击到肩峰，成为杠杆支点，致使肱骨头向前下方滑脱，而形成肩盂下脱位。但有时由于胸大肌和肩胛下肌的牵拉，可使肩盂下脱位，滑至肩盂前而形成喙突下脱位。由此可见肩盂下脱位，是一种不稳定状态。

肩关节后脱位比较少见，当上肢处于前屈内收位，向前跌仆时手或肘部着地，外力沿肱骨干向上传导，肱骨头将关节囊后壁顶破，而向后方脱出，即形成肩关节后脱位。

肩关节直举型下脱位更为少见，系由高处头向下落下时，或举手支撑落下之重物时，手掌或肘部着力，暴力沿肱骨干传导至肱骨头，致使肱骨头顶破关节囊下壁，滑脱到肩盂下方卡住，而形成肩关节直举型下脱位。

（二）症状与体征

一般都有明显的外伤史，肩部疼痛剧烈，患者喜用健侧手托扶伤肢前臂。由于肱骨头脱离肩胛盂，肩部失去圆形膨隆的外形，肩峰明显突出，形成典型的"方肩畸形"。在肩峰下触诊有空虚感，摸不到原有的肱骨头，在锁骨下或肩盂旁，可摸到移位的肱骨头。检查搭肩试验阳性（即当伤肢贴于胸部，手掌摸不到对侧肩部）；直尺试验阳性（即用一直尺，一端搭于肱骨外髁处，另一端可搭于肩峰。正常人直尺靠不上肩峰）。肩部畸形伤肢变长，活动肩关节时疼痛加重，并有弹性固定。X线片可明确诊断和排除骨折情况。

（三）整复手法

1. 旋肱复位法　让患者端坐于治疗凳上，施术者站于伤侧。先将伤肢抬至外展位，并将其手掌夹于术者同侧腋下，用一手握住肘部，另一手握住上臂肱骨中段，双手协同用力，用寸劲做上臂肱骨的旋后动作，当触及其肩部的响动，即说明已经复位（图5-21）。本方法适用于整复肩关节脱位的下脱位或后脱位等。

2. 膝顶拔伸复位法　让患者端坐于治疗凳上，施术者站于其伤侧。用靠近患者伤肩的膝关节顶于患者伤肩腋窝中，用双手着力，握住伤肢腕部，双手及膝部协同用力，用寸劲突然猛力向下牵拉拔伸伤肢，肩关节松动即可复位（图5-22）。本方法适用于肩关节的前脱位、后脱位和盂下脱位。

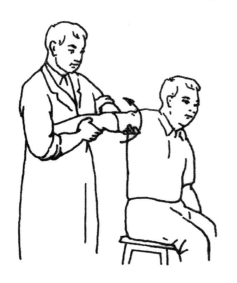
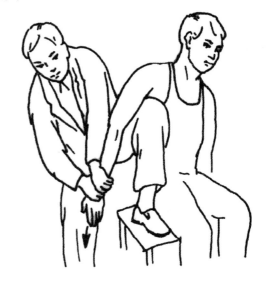

图 5－21　旋肱复位法　　　　　　　　　　　　　　图 5－22　膝顶拔伸复位法

3. 牵腕蹬腋复位法　让患者仰卧于治疗床上，施术者坐于患者伤侧。用双手着力，握住伤肢手腕部，用靠近伤侧的足跟蹬于伤肩腋窝中，手足协同用力，用突然寸劲猛力牵拉蹬之，触及响动，即已复位（图 5－23）。本方法适用于肩关节的前脱位、后脱位和下脱位。

4. 牵腕旋臂复位法　让患者仰卧于治疗床上，助手用双手按住患者两髂骨固定，施术者用双手着力，握住患者伤肢腕部，向外展直举 130°，与助手做持续性对抗牵引，并旋前旋后反复旋转伤肢，酌情逐渐扩大旋转幅度，于旋转的同时用寸劲，猛力牵拉拔伸上肢，当触及响动，即说明已经复位（图 5－24）。

本方法适用于肩关节的直举型下脱位和胸腔内脱位。

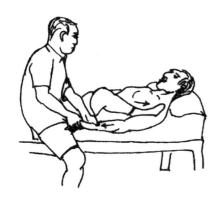
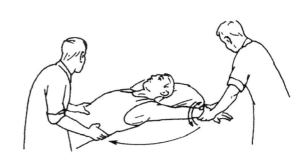

图 5－23　牵腕蹬腋复位法　　　　　　　　　　　图 5－24　牵腕旋臂复位法

5. 靠背椅式复位法 让患者侧坐于靠背椅上，将伤肩腋窝跨骑于垫上毛巾的靠背上，其伤肢则下垂于靠背后侧。让助手（或其家属）扶住患者。施术者用双手着力，握住伤肢腕部，用寸劲猛力向下牵拉拔伸伤肢，以松动其肩关节，即可复位。本方法适用于肩关节的前脱位、后脱位及下脱位。

6. 架梯式复位法 让患者伤侧斜靠于靠墙的架梯上（双杠也可），将伤侧肩腋跨骑于架梯阶的横木上，其伤肢自然下垂于梯子下面。施术者在架梯下方，用双手着力，握住伤肢腕部，用寸劲猛力向下牵拉拔伸伤肢，用以松动肩关节，即可复位。本方法适用于肩关节的前脱位、后脱位及下脱位。

七、肘关节脱位

肘关节是由肱骨下端滑车与尺骨上端的半月形切迹及桡骨小头所组成的屈戌关节。肘关节包括肱尺关节、肱桡关节和尺桡上关节。肘关节脱位最为多见，约占全身大关节脱位的首位，常见于青壮年人，儿童及老人较少见。

（一）病因

肘关节脱位，大多由于传达暴力，或杠杆作用力所造成。当患者跌仆时，在肘关节伸直，前臂呈旋后位时，掌心触地所产生的暴力，促使肘关节过度后伸，以致鹰嘴突尖端急骤冲击肱骨下端的鹰嘴窝，产生一种有力的杠杆作用，使止于冠状突上的肱前肌及关节囊前臂撕裂。肱骨下端继续前移，则尺骨鹰嘴突向后移位，造成肘关节的后脱位。而使冠状突进入肱骨下端的鹰嘴窝内，肱骨下端滑车被卡在冠状突前方，不能还纳（图5-25A）。

由于暴力方向的不同，有时还可使尺骨鹰嘴突伴有侧方移位。并常合并有冠状突被撕脱、肱前肌被剥离等，以致在肘窝内形成血肿，该血肿容易发生骨化，是整复陈旧性肘关节脱位的最大障碍。若患者跌仆时屈肘肘尖着地，则暴力由肘后方向前冲击，可将尺骨鹰嘴推移至肱骨滑车的前方，而造成肘关节前脱位（图5-25B）。有时由于强力扭转肘关节的暴力，也可造成肘关节分离型脱位，即肱骨下端嵌入分离的尺桡两骨之间，而形成肘关节分离脱位（图5-25C、D），这种肘位，临床较少见。

（二）症状与体征

患者都有明确的外伤史，肘关节肿胀、疼痛、畸形、丧失活动功能。肘关节屈

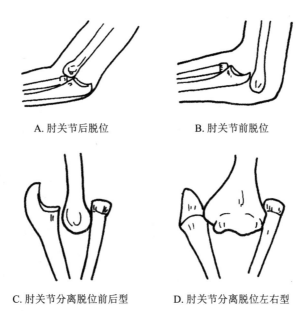

A. 肘关节后脱位　　　　　　　　B. 肘关节前脱位

C. 肘关节分离脱位前后型　　　　D. 肘关节分离脱位左右型

图 5－25　肘关节脱位类型

伸受限，呈现弹性固定于屈曲 135°左右。若有侧方移位，常伴有肘内翻或肘外翻畸形，上臂与前臂比例失调，从前面看后脱位时前臂显短，前脱位时前臂显长，分离脱位肘部增宽。肘部正常的三点骨性标志关系发生改变。X 线片可进一步明确诊断，显示移位情况和排除骨折情况。

（三）整复手法

1. 折屈复位法　让患者端坐于治疗凳上，或仰卧于治疗床上。施术者一手握住伤肢肘部，并将拇指按压于肘窝中部，另一手握住伤肢腕部，双手协同用力，反复做肘关节的屈伸活动，并逐渐酌情加大屈伸活动的幅度和力度，以促使其复位（图 5－26）。也可以用一手握住伤肢肘窝部（作为杠杆支点），另一手握住伤肢腕部（作为杠杆力臂），双手协同用力，反复做关节的屈曲折肘活动，并逐渐酌情加大活动幅度和力度，或用寸劲用力折肘，以促使其复位。

2. 牵引旋转复位法　让患者端坐于治疗凳上，或仰卧于治疗床上，让助手用双手握住伤肢上臂固定。施术者用双手握住伤肢腕部，与助手协同用力，做持续对抗牵引，并逐渐酌情加大用力，在用力牵引的同时，反复进行前臂的旋前和旋后活动，逐渐加大旋转幅度，当触及响动，即已复位（图 5－27）。

3. 推顶复位法　让患者端坐于治疗凳上，或仰卧于治疗床上。让助手用双手握住伤肢前臂及腕部固定，使伤肢处于外展屈肘位。施术者用双手握住伤肢上臂肘上方，并用双拇指着力顶住尺骨鹰嘴上，使肘关节屈曲在80°以下，用寸劲猛力向前推顶尺骨鹰嘴（图5-28），以促使其复位。本方法适用于关节后脱位。

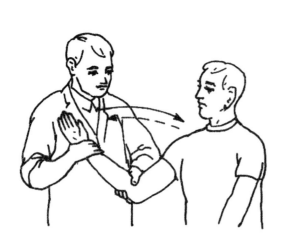

图5-26 折屈复位法

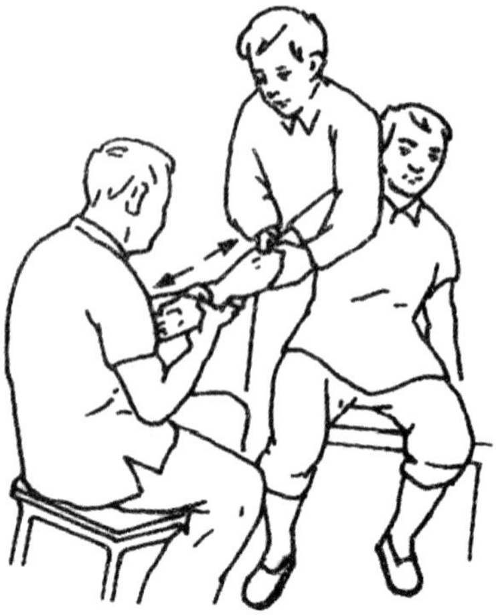

图5-27 牵引旋转复位法

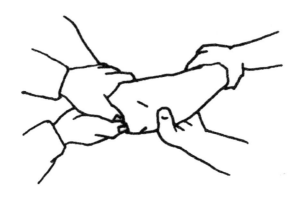

图5-28 推顶复位法

八、小儿桡骨小头半脱位

桡骨小头半脱位俗称"抻了胳膊肘儿""肘部摘环"等，好发于5岁以内的小儿。

（一）病因

因为幼儿的桡骨小头发育尚不完全，头与颈的直径几乎相等，环状韧带比较松弛。因此，在肘关节伸直牵拉前臂时，牵拉的外力可使桡骨小头从环状韧带中脱出，将环状韧带卡在肱桡关节中，而阻碍了桡骨小头的复位（图5-29），则造成桡骨小头半脱位。

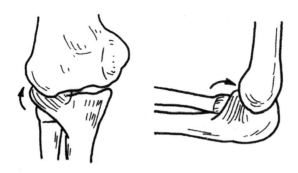

图 5 – 29　环状韧带脱落

（二）症状与体征

发生桡骨小头半脱位时，患儿哭闹不休，不肯用伤侧之手拿取物品，不能抬举伤肢，并常拒绝别人按或摸伤肢。肘部疼痛，但肿胀多不明显。肘关节微屈，前臂呈旋前位，不敢旋后，被动屈肘时，患儿哭闹叫疼。桡骨小头处有明显压痛，X 线片多呈阴性，个别患儿可见肱桡关节间隙增宽。拍片目的主要是排除骨折情况，一般结合牵拉外伤史不难确认。

（三）整复手法

1. 牵拉旋转复位法　让助手或其家属，将患儿面向外抱定。施术者先用一手握住伤肢肘部，拇指按于桡骨小头处，另一手握住伤肢腕部，先用力牵拉拔伸肘关节，在牵引力下反复进行前臂的旋前旋后交替旋转活动，当触及其肘部响动，即已复位（图 5 – 30）。稍后可让患儿试取物品，若能活动自如即说明已恢复正常。

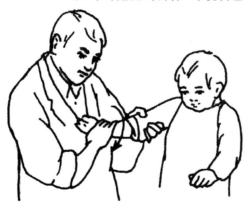

图 5 – 30　牵拉旋转复位法

2. 屈伸旋摇复位法　让助手或其家属将患儿面向外抱定。施术者一手握住伤肢肘部，并将拇指按压在桡骨小头处，另一手握住伤肢腕部，反复做肘关节的屈伸活动和肘关节的向内、向外交替旋摇活动（图5-31），当触及响动即已复位。

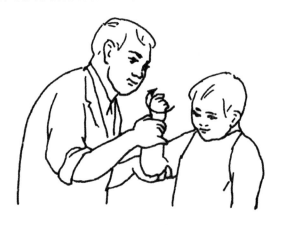

图5-31　屈伸旋摇复位法

3. 屈曲旋后伸直旋前复位法　让助手或其家属将患儿面向外抱定。施术者一手握住患儿伤肢肘部，并将拇指按压于桡骨小头上，另一手握住伤肢腕部，将伤肢肘关节尽力屈曲，并将前臂尽力旋后（图5-32），再将伤肢牵拉至伸直位，并将前臂尽力旋前（图5-33）。如此反复动作，当触及响动时，即说明已经复位。

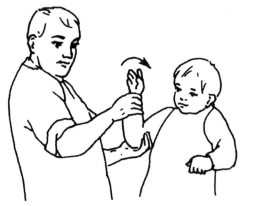

图5-32　屈肘旋后复位法

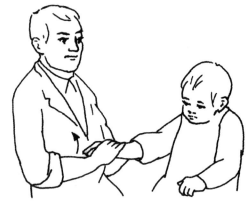

图5-33　伸直旋前复位法

九、桡尺下关节半脱位

桡尺下关节半脱位又称"桡尺远端关节分离"或"桡尺下关节分离症"，多见于青壮年手工劳动者。

（一）病因

前臂远端近腕关节处，桡尺下关节的急性过度旋转扭挫性损伤，或长期反复做腕关节及前臂的旋拧活动，引起的慢性劳损（如拧衣服、旋拧螺丝等工作），致使腕部及桡尺骨远端的韧带松弛，桡尺关节间隙增宽，尺骨小头上翘，而引起一系列症状。

（二）症状与体征

桡尺下关节半脱位后，前臂远端腕部疼痛，前臂的旋前旋后活动受限，或伴有弹响（当桡尺下关节半脱位复位时，可发出关节弹响），腕背侧桡尺下关节处压痛，腕关节无力，不能持重，尤其不能做拧毛巾动作。指压尺骨小头可有浮动感，或沙沙作响的捻发音。

（三）整复手法

屈曲旋转复位法：患者坐于治疗凳上，施术者先用一手握住伤肢前臂桡尺下关节处握紧，另一手握住伤肢手掌，双手协同用力，反复拧转腕关节使其带动旋转桡尺下关节，并做前臂的旋前旋后交替活动，如拧毛巾之状，当触及响动时，即已复位。再用绷带或弹力绷带包扎固定 2~3 周。若合并有韧带损伤，或慢性习惯性桡尺下关节分离时，在整复复位后，可用石膏筒固定 3~4 周。

十、腕关节脱位

腕关节脱位是一种比较复杂的关节脱位。舟、月、三、豆、大、小、头、钩八块腕骨，与桡尺下端和掌骨基底构成的这一组多个关节，统称为"腕关节"，其中任何一个关节发生错位，都可引起腕痛。

（一）病因

腕关节脱位，有全脱位与半脱位两种，全脱位少见，半脱位多见。其中以月骨脱位最为多见。月骨有凸凹两面，凸面与桡骨下关节面构成关节；凹面与头状骨构成关节，而且月骨的掌侧段较宽，背侧段较窄。当人体跌仆，手掌着地时，手腕过度背伸，月骨因受桡骨下端及头状骨的挤压，而向掌侧脱出。在 X 线片上，正常月骨正位片上呈近似四方形，而月骨脱位时，则呈近似三角形（图 5-34A、B）。正常月骨侧位片上，可见月凹面与头状骨相连接；而月骨脱位时，月凹面朝向手掌而与头状骨相背离（图5-34C、D）。

月骨周围的关节脱位是指月骨与桡骨下端保持正常关系，但其周围的腕骨，依据受暴力的方向，可向掌侧或背侧脱位。有时也可出现月骨及舟骨近端脱位，有时出现月骨及舟骨的脱位，有时月骨舟骨与桡骨下端保持正常关系，而其周围的腕骨脱位。

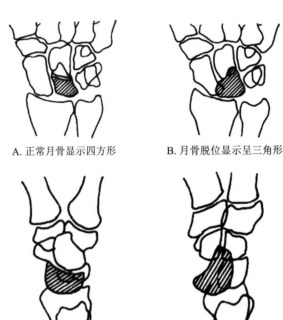

A. 正常月骨显示四方形　　　　B. 月骨脱位显示呈三角形

C. 正常月骨凹形与头状骨相对　　D. 月骨脱位凹形与头状骨相背离

图5-34　月骨X线影像

（二）症状与体征

月骨脱位后，腕部掌侧隆起，局部明显肿胀。由于脱位的月骨压迫屈指肌腱，而腕关节呈掌屈位。握拳时第3掌骨头有明显塌陷，并可出现叩击痛。有时合并有正中神经压迫症状。

月骨周围脱位及经舟骨月骨周围脱位，大都在脱位的关节处疼痛肿胀，移位明显时可有畸形，腕关节活动功能受限或丧失。X线片可明确诊断，又可除外骨折。

（三）整复手法

1. 月骨挤压伸屈复位法　患者坐于治疗凳上，或仰卧于治疗床上。施术者一手握住伤肢腕部，并将拇指按压于月骨远端上。另一手握住伤肢手部，双手协同用力，使伤腕尽量背伸，并牵拉手腕，使其间隙增宽，同时拇指用寸劲猛力挤压月骨远端凹面，促使其还纳复位（图5-35），当触及弹响，中指可以伸直时，即说明已经复位。

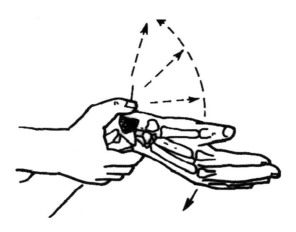

图5-35　月骨挤压伸屈复位法

经整复复位后，将伤腕于掌屈30°位置包扎固定。1周后改为中立位固定。2周后除去固定，开始活动腕关节。

2. 月骨周围屈伸旋摇复位法　让患者坐于治疗凳上，或仰卧于治疗床上。助手用双手握住患者伤肢前臂持定，施术者用双手分别握住患者伤肢手部大小鱼际，先与助手协同用力做持续对抗牵引，再用双手拇指按揉腕背肌肉韧带等（图5-36）。然后，再反复做向内旋转摇腕活动和向外旋转摇腕活动（图5-37）。再顺序牵拔旋摇五指，一般即可复位。

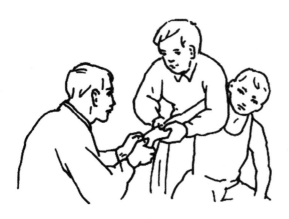

图5-36　牵引按揉腕周

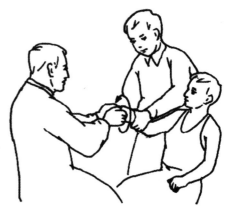

图5-37　向外旋转摇腕

腕关节脱位或错缝，虽然比较复杂多变，但只要采用上述方法治疗，一般都可整复复位，恢复其活动功能。

十一、掌指关节与指间关节脱位

掌骨头与近节指骨构成的关节，称为"掌指关节"。指骨之间相连接构成的关节，称为"指间关节"，简称指关节。掌指关节的脱位或半脱位，好发于拇指或食指。指间关节脱位，好发于小指近节及其他各指近指间关节上。

（一）病因

掌指关节及指间关节脱位，大多由跌仆、撞击、磕碰、扭挫等损伤而引起，好发于青壮年人。

（二）症状

掌指或指间关节脱位后，大多有伤指肿胀疼痛，活动受限，指节缩短，或关节畸形等症状。X 线片可见关节移位，或指骨重叠等现象。一般脱位之后移向掌侧。

（三）整复手法

牵拔摇指复位法　让患者坐于治疗凳上，施术者一手握住伤肢腕部固定，另一手握成钳形拳，用食、中二指的中节间隙夹持住伤指远端，或用拇、食二指捏住伤者远端，先用力进行牵引拔伸，再在牵引力作用下，反复进行向内旋摇和向外旋摇的交替摇指活动。在此活动之中，促使其复位，如其指关节伸屈自如，即说明已经复位。

然后，用小夹板固定 1~2 周，除去夹板固定即可锻炼活动功能。一般固定不可超过 3 周，以免引起关节僵直。

十二、骶髂关节半脱位

骶髂关节是一微动关节，平时并不活动，只有妇女在妊娠期满分娩之际，在催产素的作用之下，才产生轻度的松动，即所谓"开骨缝"。

当骶髂关节遭受直接或间接暴力损伤时，其关节面也可产生一些错动。轻微的错动，在 X 线片中并不能显示出来，但存在一些症状，故将其称为"骨错缝"。因在其损伤的同时，骶髂部的肌肉韧带等软组织也会出现损伤，从而出现一些症状，有人称其为"骶髂关节紊乱症"。当其关节错动较大时，在X线片上可显示关节间隙增宽，并伴有耻骨联合分离或错动，即所谓"骶髂关节半脱位"。

（一）病因

一般较大的暴力，直接或间接地作用在骶髂关节上，致使骶髂关节错位、松动，而关节间隙增宽。一般发生在车祸、塌方，或由高处坠下臀部及骶髂关节着地，而引起半脱位。由于暴力方向的不同，可出现不同的类型和症状。

（二）症状与体征

大都有明显的外伤史，骶髂关节处压痛、叩击痛明显，走路跛行，伤肢在后呈拖拉步态。伤侧下肢可出现假性延长或缩短。X线片可见伤侧骶髂关节间隙增宽或有错位，耻骨联合可出现两侧高低不平，或有分离增宽现象。一般可分为以下3种类型。

1. 前屈型　是指髂骨在关节横轴上，向前屈方向旋转移位，此时可出现伤侧的耻骨联合处高于健侧耻骨。

2. 后伸型　是指髂骨在关节横轴上，向后伸方向旋转移位，此时则出现伤侧的耻骨联合处低于健侧耻骨。

3. 外翻型　是指髂骨在关节纵轴上，向外翻方向旋转移位，此时可出现耻骨联合处的分离增宽等现象。

（三）整复手法

1. 牵踝推髂复位法　让患者先俯卧于治疗床上，施术者用双手着力，反复捏揉伤侧骶髂关节及其周围肌肉韧带等软组织，用以理气活血、舒筋通络。再让患者翻身侧卧，患侧在上。施术者用一手握住伤肢踝部，另一手推按伤侧髂骨后侧，双手协同用力牵拉推顶（图5-38），促使髂骨向后伸位旋转，用以纠正髂骨的前屈型移位。复位后再用前臂着力，压挤髂侧部，促使其复位牢固。

2. 盘腿屈膝复位法　让患者先俯卧于治疗床上，施术者用双手着力，反复捏揉骶髂关节及其周围软组织。然后，再让患者翻身侧卧，伤侧在上。施术者一手握住伤肢小腿，使其尽力屈膝屈髋盘腿向前，另一手掌着力，推按于髂骨后下方坐骨结节后侧。双手协同用力推顶扳转骶髂关节，促使其向前屈位旋转（图5-39），用以纠正其后伸移位。复位后，再用前臂着力，用力按压髂侧，促使其复位牢固。

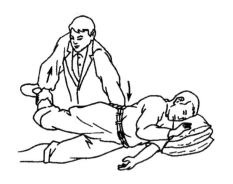

图 5-38　牵踝推髂复位法

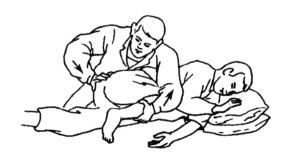

图 5-39　盘腿屈膝复位法

3. 强力挤压复位法　让患者先俯卧于治疗床上，施术者用双手着力，反复捏揉骶髂关节及其周围软组织。然后，再让患者翻身侧卧，患侧在上。施术者用一手前臂着力，按压于髂骨外侧，再用另一手勾住对侧床边，双手协同用力提拉挤压（图 5-40），以强力挤压骶髂关节及耻骨联合，用以纠正其分离移位及关节间隙增宽。

4. 斜扳复位法　让患者俯卧于治疗床上，施术者用双手着力，反复捏揉骶髂关节及其周围软组织。然后，再用一手着力，按压于伤侧骶髂关节处，另一手勾提于伤肢膝关节处，将伤肢向后斜方扳动，用寸劲扳动骶髂关节（图 5-41），以纠正其前屈移位。复位后让其翻身侧卧，伤侧在上，用前臂着力按压髂部外侧，促使其复位牢固。

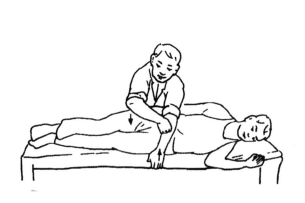

图 5-40　强力挤压复位法

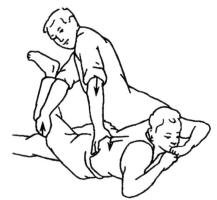

图 5-41　斜扳复位法

十三、髋关节脱位

髋关节是杵臼关节，由髋臼与股骨头构成。髋关节比较稳定，一般不容易引起脱位，故较少见，在四大关节脱位中占第 3 位。因此，患者大多为活动力较强的青壮年男性。

（一）病因

髋关节囊前壁有比较强的髂股韧带，内上壁有耻骨囊韧带，后上壁有坐骨囊韧带附着而加强。但在内下壁和后下壁则缺乏韧带加强，所以比较薄弱。在强大的暴力作用下，容易在这两处发生脱位。根据脱位后，股骨头所处的位置，可分为以下3种类型。

1. 前脱位 髋关节脱位后，股骨头向前方滑脱，停留在髂坐骨结节连线前方者，称为"髋关节前脱位"（图5-42A）。

2. 后脱位 髋关节脱位后，股骨头向后方滑脱，停留在髂坐骨结节连线后方者，称为"髋关节后脱位"（图5-43B）。

3. 中央型脱位 股骨头被强大暴力挤向髋臼中央，冲破髋臼底部，或穿过髋臼底部的裂隙而进入盆腔内，称为"髋关节中央型脱位"（图5-42C）。其中以髋关节后脱位比较多见。

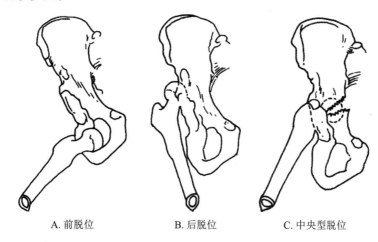

A. 前脱位　　　　B. 后脱位　　　　C. 中央型脱位

图5-42　髋关节脱位的类型

（二）症状与体征

有明显的外伤史，髋关节局部疼痛畸形，活动功能障碍，有弹性固定。

1. 前脱位 髋关节囊前下壁撕裂，后侧坐骨囊韧带完好，故使髋关节呈现外展、外旋、轻度屈曲位畸形（图5-43）。于腹股沟下方可见明显膨隆，并可摸到移位的股骨头。X线片可进一步明确诊断和移位情况，并可判断有无骨折等。

2. 后脱位 髋关节囊后下壁撕裂，前侧髂股韧带大多保持完好，故使伤肢髋关节呈现屈曲、内收、内旋畸形，伤肢缩短（图 5 - 44）。伤侧臀部膨隆，在髂坐骨结节连线后方，可摸到移位的股骨头。

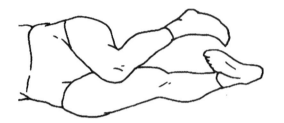

图 5 - 43　前脱位的下肢畸形

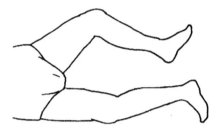

图 5 - 44　后脱位的下肢畸形

（三）整复手法

1. 回旋复位法　让患者俯卧于治疗床上，必要时可给予腰麻或局部麻醉。以右侧髋关节前脱位为例，手法介绍于下：让助手用双手按住伤侧骨盆固定。施术者双手着力，握住伤膝将下肢抬起，使其屈膝屈髋至各 90°左右。然后，向上端提用力牵引并外展上绕，尽量屈膝屈髋至大腿触及腹部，再内收至膝部绕胸前至腹左侧，将伤肢慢慢伸直放松（图 5 - 45）。股骨头可在此运动过程中回旋复位，还纳髋臼之内。在整个整复回旋运动过程中，膝关节的运行呈一"？"。

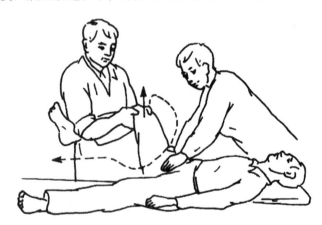

图 5 - 45　牵引力下回旋 1 周

整复髋关节后脱位的手法，以右侧为例，其伤肢膝部的整个运动过程，则与前脱位完全相反，而呈一反"？"状。

整复左侧的髋关节脱位，则与上述手法的运行方向相反。使用时需要事先仔细揣摸。

2. 屈膝屈髋拔伸法　让患者俯卧于治疗床上，让助手用双手按住患者伤侧骨盆固定。施术者用一手屈肘着力，挎于伤肢腘窝下，并将伤肢小腿夹持于腋下，抬起伤肢至屈膝屈髋各90°左右，先轻轻摇髋关节之股骨头，然后用寸劲向上用力提拉拔伸，用以促使其股骨头松动后，还纳于髋臼内而复位（图5－46）。复位时可触及响动，复位后即可恢复活动功能。

3. 俯卧下垂按压法　让患者俯卧于治疗床上，两下肢下垂于床下。让助手按住患者两髂部固定。施术者一手握住伤肢踝部，将伤肢提起至屈膝屈髋各约90°，用另一手着力，按压于腘窝处，用寸劲向下按压腘窝部，促使股骨头松动向下还纳于髋臼之中（图5－47）。一般在复位时可触及关节响动，即可恢复活动功能。

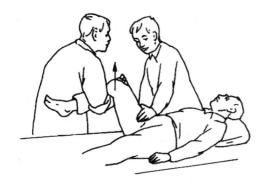

图5－46　屈膝屈髋拔伸法

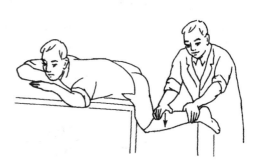

图5－47　俯卧下垂按压法

十四、小儿髋关节半脱位

小儿髋关节半脱位又称"小儿髋关节假性脱位""小儿髋关节圆韧带嵌顿""小儿髋臼错缝"等。发生本病后，少数患儿能自行恢复，但大多数则须借助手法复位方可治愈，否则易于发生股骨头无菌性坏死。因此，发现本病应及时治疗。

（一）病因

本病多发于10岁以下的儿童，因其髋关节结构发育尚不完全，当遭受暴力损伤时，易于引起本病。在儿童时期髋臼发育尚不完备，骨骺发育不良，关节囊比较松弛，当受到牵拉外展性损伤或过度内收损伤，如滑倒、跌仆、摔跤等，将股骨头自髋臼内拉出，同时也可损伤下肢内收肌群或外展肌群，伤后肌肉痉挛，挤压或牵拉圆韧带而致供血不足，久之则股骨头因缺血而产生无菌性坏死。

（二）症状与体征

小儿髋关节半脱位后，髋部疼痛，不敢做屈髋活动。两腿长短不齐，走路跛行，患侧下肢不敢负重。两侧臀横纹及腹股沟不在同一水平线上。压痛点在腹股中间部位。X线拍片检查，可进一步明确诊断。

（三）整复手法

屈曲旋摇复位法 让患儿先俯卧于治疗床上，施术者先用一手着力，轻轻按揉伤侧周围软组织，理筋腱活气血，摸清移位情况。然后，让患儿翻身仰卧，让助手或其家属按住患儿骨盆固定。施术者一手握住患肢踝部，另一手托住患肢膝关节及小腿，将患肢抬起至屈膝屈髋位，开始抬时手法要轻，幅度要小，在其能忍受情况下，逐渐加大用力屈伸活动，再做外展外旋摇髋活动和内收内旋摇髋活动（图5-48）。各反复数次，一般即可复位。

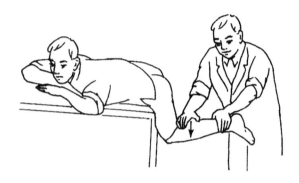

图5-48　屈伸旋摇髋关节

十五、髌骨脱位

髌骨位于膝关节前方，为全身最大的籽骨，上下连接着坚韧的髌韧带，担负着人体的起蹲及下肢的伸直功能。髌骨脱位，以向外脱位较为常见，向内侧脱位次之，髌骨上脱位较少见。

（一）病因

引起髌骨脱位的原因，一方面由于髌骨周围支持带及髌下韧带松弛或损伤。另一方面是因遭受较强的暴力损伤，而致髌骨脱位。

（二）症状与体征

髌骨脱位后，膝关节畸形，髌骨移位。伤肢膝关节被固定在微屈位或伸直位上，而不能伸屈，一般无明显肿胀。

1. 髌骨外脱位 髌骨脱位移向膝关节外侧。

2. 髌骨内脱位 髌骨脱位移向膝关节内侧。

3. 髌骨上脱位 是指髌骨被卡在股骨髁上面，而不能自行还纳。

（三）整复手法

1. 侧方推移法 让患者仰卧于治疗床上，将伤侧下肢伸直放松。施术者用双手着力，先摸清髌骨移位的位置和边缘。对其髌骨外侧移位者，用双手拇指着力，推顶住髌骨的外侧缘，用寸劲向内前方推顶，使其复位。若属髌骨向内侧移位者，用双手拇指着力，推顶住髌骨的内侧缘，用寸劲向前外侧推顶，一般即可复位（图5－49）。复位后再轻轻屈伸膝关节，至其活动自如。

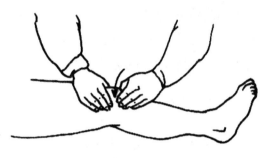

图5－49　向前外侧推顶

2. 向下推移法 让患者俯卧于治疗床上，将伤侧下肢慢慢伸直放松。施术者用一手托住伤肢腘窝下方，另一手着力，按于髌骨上，并以掌根着力，向下推顶髌骨上缘，并用寸劲推之，使其复位（图5－50）。至其髌骨回复原位之后，再将托住腘窝之手，用力将膝关节抬起，至其屈膝90°（图5－51）。再慢慢地、轻轻地屈伸膝关节，至其活动自如。

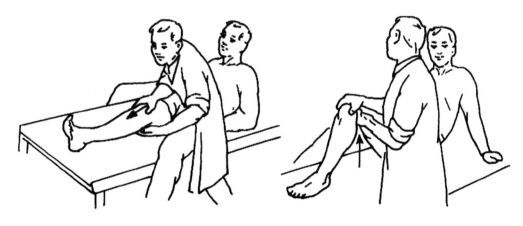

图5－50　向下推移髌骨　　　　　　图5－51　托起膝关节屈膝

十六、膝关节脱位

膝关节是由股骨髁与胫骨平台，通过坚韧的肌肉韧带相连接而构成的比较稳定的关节，故在四大关节脱位中，膝关节脱位最少见。

（一）病因

引起膝关节脱位的原因，多属比较强大的剧烈暴力，如车祸、塌方等事故中受伤。故脱位后的损伤大多比较严重，常合并有神经血管的损伤，以及交叉韧带或内外侧副韧带的撕裂伤或断裂伤等。

（二）症状与体征

膝关节脱位，由于暴力作用方向的不同，可发生前脱位、后脱位或内外侧方脱位，以后脱位比较常见。脱位后多有明显肿胀畸形，丧失活动功能，动则疼痛加重。腘动脉破裂时，血肿内出现搏动。神经损伤可出现小腿及足部麻痹。

膝关节脱位，常可自动复位，处理时也以保守治疗为主，运用手法或牵引即可复位。本症并发症的处理是最重要的任务，主要是腘动脉及神经的损伤。后期可发生关节失稳或骨性关节炎，应做相应的处理。

（三）整复手法

牵引推扳挤压复位法　让患者仰卧于治疗床上，将伤肢伸直放松。一助手按住患者大腿根部固定，另一助手握住伤肢踝部。轻轻用力牵引，一般即可复位。如仍未复位，可逐渐用力牵拉，施术者一手按住向前突出的一端，另一手扳向后移位的一端，双手协同用力，进行推顶扳动，促使其复位（图5－52），用以纠正其前后方脱位。若属向内或向外侧方移位，施术者可在牵引力下，用双手掌着力，按压住内外两侧突出之端，用力向中央挤压，以促使其复位（图5－53），用以纠正膝关节的内外侧方脱位。

整复复位后，应在伸直位下，用石膏托或夹板包扎固定6～8周。然后拆除固定，慢慢锻炼走路。

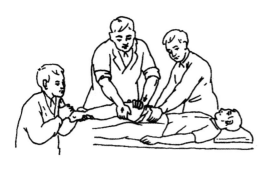

图 5-52　牵引推扳复位法

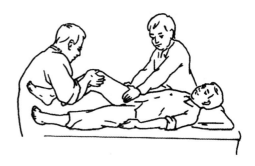

图 5-53　牵引挤压复位法

十七、足踝部关节脱位

足踝部关节脱位是指胫腓骨下端与距骨构成的踝关节，以及跟、距、舟、骰，以及 1、2、3 楔骨相互之间构成的足部关节的脱位或错缝等。

（一）病因

足踝部关节脱位比较多见，大多由于重物打击、强力扭转、车辆挤压足部，致使足踝部遭受过度外展外翻或内收内翻等损伤，引起足踝部各骨的排列位置改变。并常伴有肌腱韧带的损伤或撕脱性骨折等。较常见的足踝部关节脱位，有以下几种类型。

1. 距骨脱位　大多由于足部在跖屈位时，强力内翻着力，而遭受较强暴力，可引起踝关节外侧韧带断裂、内外踝部骨折等。有时虽然外踝部韧带完好，但距骨上关节的骨间韧带可能被撕裂，致使距骨脱离原位，而形成距下脱位或跟距舟骨脱位或半脱位。若踝关节外侧韧带与距骨下关节韧带一同被撕裂，距骨可自踝穴中脱出，形成距骨全脱位。

2. 跟骰、距舟关节脱位　多因车辆或重物挤压足部，致使足前部强力急骤外展外翻或内收内翻；或重物打击足背中部，而引起跟骰关节或距舟关节脱位，常合并有跟骰距舟关节囊所附着处的撕脱性骨折。

3. 跗距关节脱位　是指第一、二、三楔骨及骰骨与第一～五跖骨基底所构成的关节，其发生脱位的原因与跟骰距舟关节脱位相类似，只是着力处略靠近足前部。大多发生于车辆挤压、强力扭转、重物打击等外伤。跖骨基底因暴力作用方向不同，可产生向内、向外、向背或向跖侧等方向脱位。外旋作用力的损伤，可使第二跖骨至第五跖骨一起向外移位，常合并有内翻、外展畸形。若属第一～五跖骨基底的全部脱位分离，可能损伤足背动脉，易于引起足背坏死，故应早期整复复位。

（二）症状与体征

有明显的足踝部外伤史，伤侧足部不敢着力，行走困难，局部肿胀疼痛，或有明显畸形，受伤处有明显的挤压痛或牵拉痛、内翻痛或外翻痛及叩击痛等。也可出现不同程度的皮下瘀血。X 线片可见脱位的关节间隙增宽、关节结构错位等现象，并可判明有无骨折及其移位等情况。

（三）整复手法

屈伸旋摇复位法 让患者仰卧于治疗床上，施术者先用手反复轻柔地捏揉小腿及踝部肌肉韧带等软组织，摸清移位情况，理筋通络、活血理气。然后，一手握住踝部持定，另一手握住足前部，两手协同用力，先做足踝部的牵引拔伸活动，再做反复交替的跖屈背伸活动，并逐渐加大力度和活动幅度，促使其复位。再做向内向外反复摇踝活动（图 5－54），促使其关节复位。足踝部的各种脱位或半脱位，均可在这种手法整复中复位，促使其恢复活动功能。

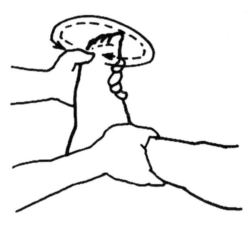

图 5－54　反复旋摇足踝部

十八、跖趾关节及趾间关节脱位

跖骨头与近节趾骨构成的关节发生分离时称为"跖趾关节脱位"，临床以第 1 跖趾关节脱位多见。趾骨与趾骨之间的关节发生分离时称为"趾间关节脱位"，好发于踇趾及小趾。

（一）病因

导致足趾过伸的直接或间接暴力，均可引起跖趾关节或趾间关节的脱位。如足趾踢碰硬物，由高处坠下，上下楼梯蹬空，跳高、跳远时足趾先着地等。其发病机制为多由外力迫使足趾过伸，近节趾骨基底脱于跖骨头背侧，形成跖趾关节脱位；远节趾骨基底脱于近节趾骨头背侧（包括中节脱于近节，远节脱于中节），则形成趾间脱位。若合并有侧副韧带撕裂，则可发生侧方移位。

（二）症状与体征

多有明显的足部外伤史。

1. 跖趾关节脱位 多有明显的磕碰、踢砸、挫扭等外伤史。伤后局部肿胀、疼痛、活动功能障碍，足趾缩短，跖趾关节过伸，呈弹性固定，趾间关节屈曲畸形。发生在跖趾与第一跖骨的关节脱位称为"跖跖关节脱位"。

2. 趾间关节脱位 有明显的外伤史，局部肿胀疼痛，功能障碍，关节畸形，弹性固定。X 线片可进一步明确诊断。

（三）整复手法

1. 牵引拔伸复位法 让患者仰卧于治疗床上，施术者先用手捏揉伤侧足趾周围韧带等软组织，以舒筋通络、理气活血。再用绷带缠绕于脱位的足趾上，用双手牵拉拔伸，用力要均匀而持久。然后，再逐渐加大用力，以促使其复位，当闻及关节弹响，即已复位（图 5－55）。

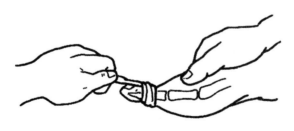

图 5－55 牵引拔伸复位法

2. 背伸跖屈复位法 让患者仰卧于治疗床上，施术者先用手捏揉伤肢足跖部周围软组织，再用绷带缠绕于脱位的足趾上，在用力牵引的同时，进行背伸牵拉拔伸（图 5－56），再在牵引用力的同时，进行跖屈牵拉拔伸（图 5－57），用以纠正其脱位。

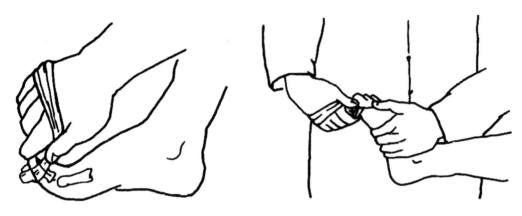

图 5 - 56　做牵引背伸活动　　　　　　　　图 5 - 57　做牵引跖屈活动

3. 牵引旋摇复位法　让患者仰卧于治疗床上，施术者先用手捏揉伤肢足趾周围软组织，再用绷带缠绕于脱位的足趾上，在牵拉用力拔伸的同时，再做反复交替向内和内外旋转摇趾活动，以促使其复位。若仍不能复位，可在反复进行旋转摇趾活动的同时，采用突然的寸劲向跖屈方向猛力牵拉，一般即可复位。

第六章　关节紊乱症

关节紊乱症是指构成关节各骨的关节面的接触位置，以及关节部韧带滑囊等软组织发生的微小离错、位移等引起关节部的疼痛和功能障碍，甚至压迫刺激神经而诱发某些症状。

关节紊乱症的命名，历来并不统一，又称"关节绞锁""关节错缝""关节弹响""筋跳槽""骨错缝"等。大多常隐含于软组织损伤之中，好发生于联动关节和微动关节。X线片多显示无明显变化。常发生于青壮年人。其发病原因，大多与人体遭受直接暴力或间接暴力，以及人体本身的肌肉拉力变化有关。

一、颞颌关节紊乱症

颞颌关节紊乱症又称"下颌关节紊乱"或"下颌关节弹响症"等，是以颞颌关节酸胀疼痛及张口受限为主症，好发于青壮年人。

（一）病因

本症发病原因比较复杂，目前尚无完全一致的认识。一般认为是内在因素与外在因素相互作用的结果。

1. 内因　颞颌关节的肌肉群过度兴奋或抑制、咬合关节不平衡、关节先天畸形等因素引起的颞颌关节不稳定。

2. 外因　多因外力直接打击，或咀嚼过硬过大食物等，致使颞颌关节的关节囊、关节盘、韧带、咀嚼肌群等组织损伤，或因慢性劳损、寒冷刺激引起的肌肉韧带痉挛而发病。

（二）症状与体征

本病多发于单侧，也有时双侧同时或先后交替发病。大多表现为颞颌关节疼痛、关节弹响和张口受限。

1. 颞颌关节疼痛 其疼痛部位因人而异，大多表现为张口咀嚼或下颌过伸或侧方运动时疼痛。其疼痛部位，有的在乙状切迹和上颌结节后方，有的在颞颌关节后区，有的在关节结节髁状突的前方。

2. 关节弹响 常在张口初期和闭口的末期出现弹响，也有的在张口的末期和闭口的初期出现弹响，也有的出现连续性的像揉玻璃纸样的响声。

3. 张口受限 或因疼痛而不敢张口，或因韧带和关节囊松弛，或因翼状肌亢进而张口过大，不易闭合。也有的出现侧方运动。

4. 其他 颞颌关节周围肌群板硬，关节凹陷，健侧关节突起。触诊时关节对位不正。

（三）整复手法

1. 推按点揉法 让患者仰卧于治疗床上，施术者先用手掌或手指着力，反复搓揉按抚伤侧颞颌关节及其周围软组织（图6-1）。然后再用中指尖着力，反复点揉听宫、下关、颊车、颧髎等穴（图6-2），以及颞颌关节的疼痛之处，边点揉边进行推按，从上而下，从上关至下关，从下关至颊车，从耳门至听会，各反复推按3~5遍。

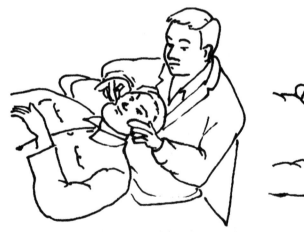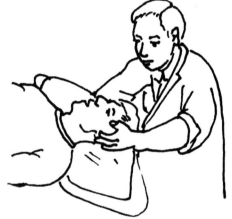

图6-1　搓揉颞颌关节肌肉等　　　　图6-2　用中指点揉听宫、下关、颊车、颧髎等穴

2. 开口运动法 让患者坐于治疗凳上，施术者站其面前。将双手拇指缠绕上绷带或戴上橡皮手套，伸入患者口中，按于下颌两侧臼齿上，其余双手四指顺势握住两侧下颌，反复做颞颌关节的屈伸活动，即开口闭口的被动活动（图6-3）。也可用双手拇指着力，按住两侧颊车穴（图6-4），其余四指顺势握住下颌两侧，反复做颞颌关节的开口闭口活动。用于缓解肌肉痉挛，活动关节，舒筋通络。

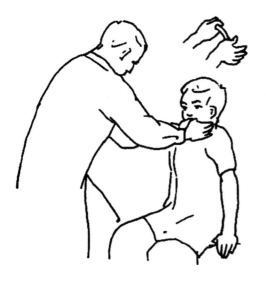

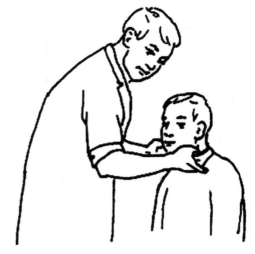

图6-3 做反复开口闭口被动活动　　　**图6-4 用拇指按住颊车穴做开口闭口活动**

3. 分推完骨法　让患者坐于治疗凳上，施术者站其身后。拇指着力，按于伤侧颈上两耳后完骨上，先反复自上而下推经翳风，沿下颌后缘至颊车穴（图6-5）。再反复自完骨向上，绕经角孙、颅息至耳门再继续向下，经听宫、听会、下关至颊车穴，各反复分推3~5遍。

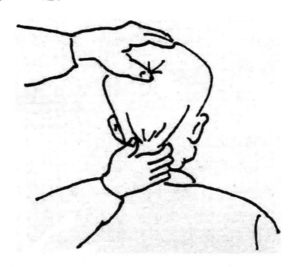

图6-5 推耳后完骨法

以上三种方法，既可单独使用，也可相互配合使用。必要时可用绷带做头颌部的十字交叉包扎固定，使颞颌关节得到休息。

二、寰枢关节紊乱症

寰枢关节紊乱症是指寰椎与枢椎构成的关节因外力作用发生的微小错离，而引起的某些症状，且又没有达到半脱位程度者。

（一）病因

由于外力促使头颈部突然猛力旋转，或过屈过伸活动，而损伤颈项部的肌肉韧带，以及长期的伏案低头读书写字，或睡眠姿势不良，致使肌肉韧带劳损、松弛，造成寰枢关节失去稳定，而发生本症。

（二）症状与体征

有上述病史，患者大多有头项颈部强硬疼痛，活动功能障碍，以头部的旋转和俯仰活动受限为主，侧视或转头时，头及上身同时转动。在寰枢关节周围有明显压痛，或可触及痉挛结节，有时疼痛可向头部放散。X 线片大多无异常发现。

本症应与落枕相鉴别，病因、症状大致相同。但落枕压痛在肌肉，头旋转俯仰时，虽有疼痛，但仍可自行活动。本症还应与寰枢椎半脱位相鉴别，虽然病因症状大致相同，但其症状较轻，而无头晕、恶心、呕吐、昏厥等脊髓刺激症状，而且 X 线片未能找到半脱位的迹象。

（三）整复手法

1. 扳转旋摇法 让患者坐于治疗凳上，施术者先用一手按于患者头顶扶住固定，用另一手着力，反复捏揉颈项两侧肌肉，在风池、天柱等穴及其疼痛之处，进行重点捏揉。再用一手按住头顶，另一手托住下颌，双手协同用力，轻柔缓慢地扳转旋摇头颈部，使其逐渐活动开来（图 6-6），并逐渐酌情加大活动力度和旋摇幅度，循序渐进。切不可猛力扳拧，以免发生意外。

2. 端提旋摇法 让患者端坐于治疗凳上，施术者先用一手按住患者头顶扶定，用另一手着力，反复捏揉颈项两侧肌肉，在风池、天柱等穴，进行重点捏揉。然后，用双手掌着力，合抱于患者头面两侧颞部，两手协同用力，向上端提拔伸（图 6-7），要轻松、柔和、缓慢、持续地用力向上端提牵拉，切不可猛端猛放。然后再用一手按于头顶，另一手托住下颌，双手协同用力，反复旋转摇动头颈部（图6-8）。手法要轻巧缓慢，持续用力，不可猛力扳拧。

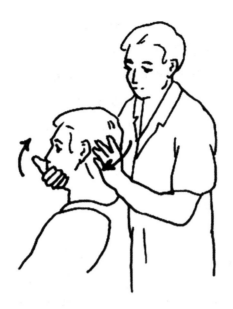

图 6 - 6 扳转旋摇头颈部

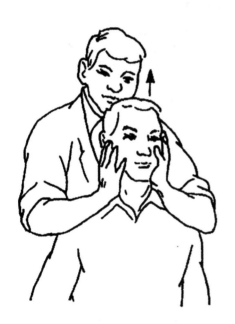

图 6 - 7 双手用力端提拔伸颈椎

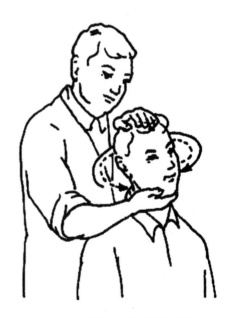

图 6 - 8 双手用力旋转摇动头颈

3. 端提摆摇法 让患者端坐于治疗凳上，施术者先捏揉患者颈项部两侧肌肉韧带和穴位。再用双手掌着力，合抱于患者头面两侧颊部，双手协同用力向上端提，用力要缓慢持续柔和，在向上牵拉端提的同时，再进行缓慢的左右摆动（图 6 - 9），开始用力及摆动幅度宜小而缓慢，然后循序渐进，逐渐酌情加大力度及左右摆动的幅度，以患者能够接受为准，切不可猛力扳摇。

4. 仰卧牵引扳转法 让患者先坐于治疗凳上,施术者用手反复捏揉患者颈项两侧肌肉和穴位。然后,让患者仰卧于治疗床上,施术者用一手托住患者头枕部,另一手勾住下颌部,双手协同用力牵引拔伸颈椎。开始手法用力宜轻而持续柔和,然后在逐渐加大力度的同时,再向左右方向缓慢地扳转颈椎(图6-10),一般其扳转幅度不可超过45°。慢慢放松,休息片刻后再起床行动。

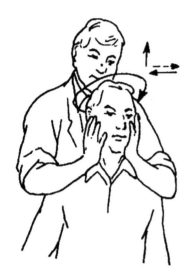

图6-9 双手抱头左右摆动

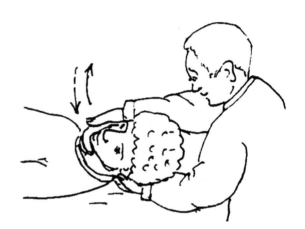

图6-10 牵引扳转法

三、颈椎后关节紊乱症

颈椎后关节紊乱症是指颈椎的上下关节突相互构成的小关节,因旋转性外力引起的小关节间侧方错离,而导致颈肩疼痛、颈部活动功能障碍等症状。

(一)病因

由于头颈部受到旋转性外力作用,而引起颈椎后方的小关节发生轻度错位。如头颈部持重,或猛烈突然回头,以及跌仆、撞击而致头颈部遭受损伤,引起颈椎后关节错动,而出现某些症状。

(二)症状与体征

有明显的外伤史,伤后颈项部一侧疼痛,头偏向一侧,头颈转动失灵。大多在受伤的关节处有明显压痛和叩击痛。X线片多无明显发现,个别患者可在正位片上出现轻度棘突偏移。本症与落枕的某些症状相似，但本症有明显的外伤史，以小关节错动为主症。而落枕多以颈部肌肉痉挛为主症。

（三）整复手法

以上介绍的治疗寰枢椎关节紊乱症的治疗方法，都可用于治疗颈椎后关节紊乱症。另外，再介绍几种方法于下。

1. 抱头扳转复位法　让患者坐于治疗凳上，施术者站其身后，先用手捏揉颈项两侧肌肉韧带和穴位，以舒筋通络。然后，术者用一手按住患者肩头或握住手腕，用另一手着力，绕过下颌搂抱住对侧面颊，并以肘与前臂勾住下颌，使患者头贴于胸部，向上及一侧用寸劲拔伸扳转颈椎（图6-11）。颈椎关节松动时，可发出清脆的弹响声，患者即感症状缓解。因此手法比较剧烈，只可用于没有其他合并症状的青壮年患者。

2. 端提摆动旋摇法　让患者坐于治疗凳上，施术者站其身后，先用手反复捏揉颈项两侧肌肉韧带及穴位，对其损伤之处进行重点捏揉。然后，术者再用一手托住枕部，另一手托住下颌，双手协同用力，向上端提颈椎，在持续用力端提牵引下，再进行前屈后伸和左右侧屈摆摇活动（图6-12），各反复3~5遍。在其灵活摆动之后，再做向左向右的反复交替旋转摇动。手法要轻柔灵活，在患者能够接受的范围内进行，切不可猛烈快速旋摇，以免引起不良后果。

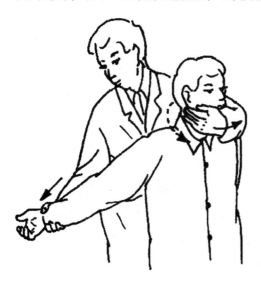

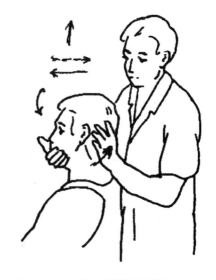

图6-11　抱头扳转复位法　　　　　　　　图6-12　端提摆动旋摇法

四、胸椎后关节紊乱症

胸椎后关节紊乱症是指胸椎的上下关节突相互构成的后关节，因遭受外伤暴力扭挫，而导致后关节错位或轻微移动，或将滑膜挤压于关节间隙之中，而引起一些症状。故又称为"胸椎小关节错缝"或"胸椎后关节滑膜嵌顿"等，常发生于胸椎3～7椎。

（一）病因

胸椎的内在平衡是比较稳定的，因其有两侧肋骨的支撑，故比颈椎、腰椎稳定。但因胸椎脊柱周围肌肉不如颈腰段发达，遭遇较强大的外力时，身体向一侧扭转，如打球、摔跤或肩扛重物突然被撞，均能使胸椎受到强烈扭转，而致胸椎后关节向侧方扭动，或因滑膜充填其关节间隙之中，阻碍关节不能自行复位，而导致本症。

（二）症状与体征

有明显外伤史，伤后肩背沉痛如负重物，牵掣胸痛。每遇咳嗽、打喷嚏时疼痛加重。久坐则须经常改变体位，以缓解背部的不适。伤处可有明显的触压痛和叩击痛，部分患者可有棘突偏移、脊柱侧弯等现象，并常伴有心慌、胸闷、心跳加快等现象。X线片多无阳性发现。

（三）整复手法

1. 掌揉拳压法 让患者俯卧于治疗床上，施术者用手掌着力，反复按揉背部脊柱两侧肌肉及经络穴位（图6-13）。在其损伤疼痛之处及其周围进行重点按揉。然后，再用双拳着力，按其损伤情况断定用力方向，按于胸椎后关节紊乱处，用寸劲向下按压（图6-14），当触及关节弹响，即说明已复位。

2. 牵引按压法 让患者俯卧于治疗床上，助手甲把住患者两侧肩腋部，助手乙握住患者双踝，同时用力做对抗牵引。施术者用双拳着力，先自上向下反复按揉脊柱两侧肌肉和经络穴位。然后，再用双拳按压胸椎后关节紊乱处（图6-15）。用突然寸劲向下按压，当触及关节弹响，即已复位。

3. 扳肩抵胸复位法 让患者俯卧于治疗床上，施术者先用双拳着力，反复按揉背部脊柱两侧肌肉和经络穴位。在其损伤之处进行重点按揉。然后，用一手拇指抵于胸椎紊乱之处或偏弯的棘突，另一手扳住对侧肩头，双手协同用力进行扳抵

（图 6 - 16）。当触及关节弹响，即已复位。若未成功，可以同样方法再做对侧。

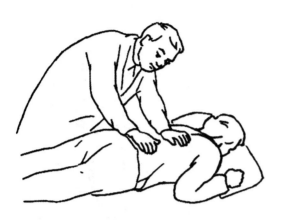

图 6 - 13　用双手掌揉脊柱两侧肌肉

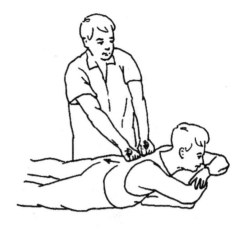

图 6 - 14　用双拳按压脊柱两侧

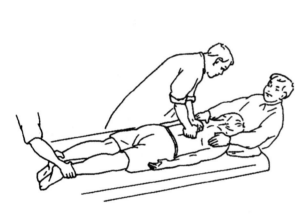

图 6 - 15　牵引按压法

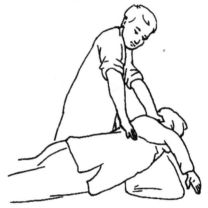

图 6 - 16　扳肩抵胸复位法

4. 扳臂抵胸复位法　让患者坐于治疗凳上，施术者站其身后。让患者举起双臂，术者用一手及前臂扳住患者双臂肘部，另一手拇指着力，按抵于胸椎后关节紊乱处，或偏歪的棘突处，双手协同用力，反复扳抵（图 6 - 17），并逐渐加大用力，当触及关节弹响，即说明已复位。

5. 扳肩顶胸复位法　让患者坐于治疗凳上，施术者站其身后，用一足蹬于凳后缘，以膝部顶住患者胸椎后关节紊乱处，用双手扳住患者双肩头，双手及膝部协同用力进行扳顶（图 6 - 18），当触及关节弹响，说明即已复位。也可用双手十指交叉，合抱住胸上部及双肩，与膝部协同用力进行扳顶，当触及关节弹响，即已复位。

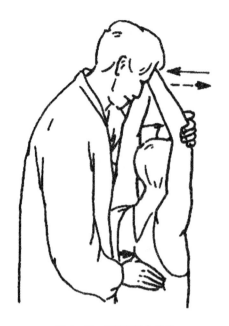

图 6-17 扳臂抵胸复位法

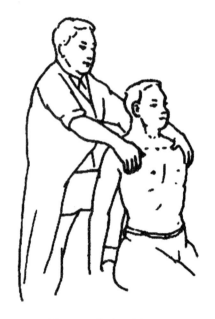

图 6-18 扳肩顶胸复位法

五、腰椎后关节紊乱症

腰椎后关节紊乱症是指腰椎的上下关节突相互构成的后关节,因外力扭转作用,而发生的位移或微小离错,或因滑膜充填于关节间隙之中,而不能自行复位,且引起疼痛和功能障碍等症状,又称"腰椎小关节错缝"或"腰椎滑膜嵌顿"等。

(一) 病因

在腰椎前屈,腰肌松弛的情况下,突然旋转腰部,或脚踩滑物失足落空,翻身起坐,搬抬重物,弯腰扭身取物等,均可因腰肌的不协调收缩,致使腰椎后关节突因牵拉而位置失常,滑膜被吸入关节间隙,而不能自行复出,或后关节错缝不能回复原位,而造成本症。

(二) 症状与体征

伤后腰痛,腰椎活动受限,行动时双手撑腰,挺腰弓腿行动缓慢。在腰4、5或腰骶关节处有压痛及叩击痛,但无放射痛。屈伸旋转腰椎时,疼痛加剧。腰部肌肉痉挛板硬,腰4、5棘突可有偏移。X线片多无异常发现。

（三）整复手法

1. 双拳按压复位法 让患者俯卧于治疗床上，施术者用双拳着力，反复按压腰背部脊柱两侧肌肉和经络穴位，用力要由轻柔逐渐加大，并边按压边由上向下移动，最后在腰椎后关节紊乱处，用寸劲按压 3～4 次（图 6-19）。当触及关节弹响，即已复位。

2. 叠掌按压复位法 让患者俯卧于治疗床上，两助手或三助手分别把住双肩和双踝，进行持续用力对抗牵引。施术者双手着力，先捏揉腰椎两侧肌肉，促使其放松。再用双手叠掌按压法（图 6-20），将双手叠按于腰椎后关节紊乱处，用寸劲反复按压 3～5 次。当触及关节弹响，即已复位。

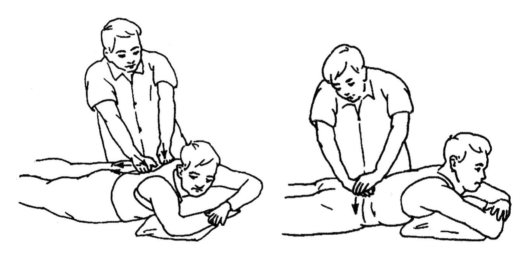

图 6-19 双拳按压复位法　　　　　　图 6-20 叠掌按压复位法

3. 侧扳复位法 让患者俯卧于治疗床上，施术者先用双手反复捏揉腰背部脊柱两侧肌肉和经络穴位，促使其放松。然后，再让患者翻身侧卧，术者用双肘着力，一肘抵于肩前方，另一肘按于臀后方，双肘协同向相反方向用力，扳拧腰椎（图 6-21）。当触及关节弹响，即已复位，再用同样方法做对侧。

4. 斜扳复位法 让患者俯卧于治疗床上，施术者先用双手着力，反复按揉腰背部脊柱两侧肌肉和经络穴位，促使其放松。再用一手扳住对侧下肢膝部，另一手拇指顶按于腰椎后关节紊乱之处，双手协同用力扳顶（图 6-22）。当触及关节弹响，即说明已复位。再以同样方法做对侧。

5. 背颠摆摇复位法 施术者与患者背部相对站立，术者用双臂挽住患者双臂，将患者背起。先进行左右摇摆臀部，带动患者下肢摆摇；再进行前后摆摇臀部，带动患者下肢前后摆摇；再进行向左旋转摇动和向右旋转摇动（图6-23），各反复交替进行3~4次。最后，施术者将患者颠起落下，以骶部顶于患者腰部，促使其关节复位。

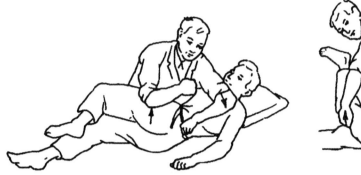

图6-21 侧扳复位法　　　　　　　　　　　　图6-22 斜扳复位法

6. 扳顶复位法　让患者坐于治疗凳上，以双手十指交叉合抱于脑后。施术者站其身后，用一足蹬于凳子后缘，用膝部顶住患者腰部，双手分别把住患者双肘，先左右晃动上身，带动旋转腰椎，再以双手及膝部协同用力，反复进行扳顶（图6-24）。当触及关节弹响，即已复位。

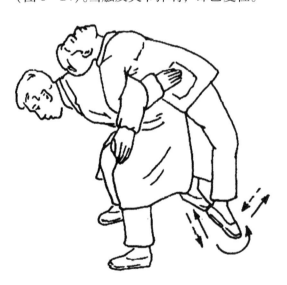

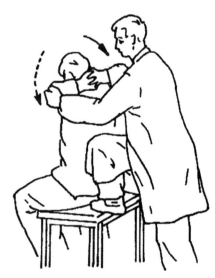

图6-23 背颠摆摇复位法　　　　　　　　　　图6-24 扳顶复位法

7. 扳转复位法　让患者坐于治疗凳上，施术者站于患者一侧，先用一腿别住患者一条腿，一手推住一侧肩头，另一手扳住对侧肩腋，双手及腿协同用力，将患者扳向外侧方，促使腰椎随之扭转（图6-25）。当触及关节弹响，即已复位。再以同

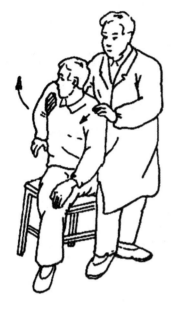
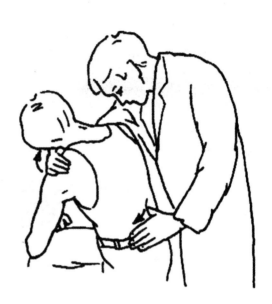

样方法做对侧。

8. 旋转复位法　让患者坐于治疗凳上，施术者站其身后，先用一手拇指着力，扳住腰椎偏歪的棘突，另一手由患者前胸绕过，扳住对侧肩头，或由腋下绕过，扳住患者颈项部，双手协同用力，将患者从左前屈弯腰位，扳转向右侧，同时拇指扳转腰椎棘突使其复位。（图6－26）。

图6－25　扳转复位法　　　　　　　　　图6－26　旋转复位法

六、尾骶关节紊乱症

尾骶关节紊乱症是指第5骶骨与第1尾骨构成的尾骶关节，遭受外力损伤，而发生的轻度的关节错离移位及韧带损伤而引起的症状，又称为"尾骶关节挫伤"。

（一）病因

本症大多由于直接外力，挫伤尾骶部而引起，如滑冰、下坡、下楼梯滑倒时，以臀部着地，尾骶关节遭受挫伤所致。再者由于中年妇女的骨盆结构发生改变，尾骶部比较突出，每于挫伤时易受损，故中年妇女发病较多。

（二）症状与体征

有明显的外伤史，伤后尾骶关节处疼痛，或有轻度肿胀压痛和叩击痛。由于移位的尾骨刺激直肠，故多伴有便意，想解大便，但总感并未解尽等直肠激惹症状。或因骶韧带损伤时的水肿渗出，后期出现粘连等引起。X线片显示部分患者可见尾骨轻度移位，或尾骶关节形成夹角。

（三）整复手法

肛内按摩复位法 让患者事先排尽大小便，跪于治疗床头上，解开腰带脱下裤子，采用膝胸卧式，暴露臀部（男医生给女患者做该手法时应有护士或其家属在场，以避嫌疑）。施术者用中指带上肛诊用的指套，蘸上甘油或液状石蜡，伸入患者肛门内，反复按摩尾骶关节及其周围肌肉韧带等软组织，对有成角移位或半脱位者，应用力提托扶正，使其复位（图6－27）。然后，用医用胶布贴牢固定1~2周。因本症多拖延治疗时间，故有数年不愈患者。对此陈旧性损伤，用上述方法治疗数次也可痊愈。

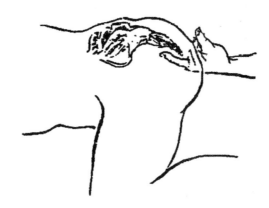

图6－27 肛内按摩复位法

七、产后耻骨联合紊乱症

产后耻骨联合紊乱症，又称为"耻骨联合分离症"。耻骨联合位于两髂骨耻骨体端面之间，以耻骨间纤维软骨板相连，而且有坚强的韧带保护，一般承受张力可达230kg。因此，单纯外力作用时，不易发生耻骨联合分离。

（一）病因

妇女在妊娠期和分娩前，由于内分泌的影响，促使骶髂关节和耻骨联合软骨及韧带松弛。分娩时耻骨联合及两侧骶髂关节，均出现松动和轻度分离（俗称"开骨缝"），促使骨盆发生短暂性扩大，使胎儿顺利娩出。在分娩后，黄体素分泌恢复正常，松弛的韧带及软骨也随之恢复正常。

在分娩过程中，由于助产人员强行牵拉，用力过猛，或胎儿过大，子宫收缩过强，加之屏气用力过猛，胎头骤然冲出，可引起耻骨联合处的分离，且常同时发生骶髂关节处的松动。

（二）症状与体征

耻骨联合处剧烈疼痛，下肢活动受限，翻身困难，只可仰卧，移动下肢时疼痛加重。检查局部肿胀，压痛明显，并可触及耻骨联合处分离 1.5～2cm 的间隙。双下肢外展，有时自觉下肢麻木，活动受限。X 线片可见耻骨联合处间隙增宽，或合并有对位不齐。

1. 外翻型 指髂骨沿骶髂关节纵轴向外翻转移位，可为单侧性的或双侧性的。此时耻骨联合处，出现水平方向的分离移动，而造成耻骨联合处的间隙增宽。

2. 前屈型 是指髂骨沿骶髂关节横轴向前旋转移位，致使伤侧耻骨分离后高于健侧耻骨。

3. 后伸型 是指髂骨沿骶髂关节横轴向后旋转移位，致使伤侧耻骨分离后低于健侧耻骨。

以上外翻型可与前屈型或后伸型同时存在，临床中应注意。

（三）整复手法

1. 牵踝推髂复位法 让患者先俯卧于治疗床上，施术者先用双手按揉骶髂关节及其周围软化组织，并点揉八髎、环跳等穴。然后，让患者翻身侧卧，伤侧在上。对前屈型错位者，采用牵踝推髂法，即用一手握住踝关节向后伸位牵拉，另一手推顶髂骨后面向前推顶，双手同时协同用力牵拉推顶（图 6－28），以纠正其前屈移位。

2. 盘腿扳顶复位法 前屈后伸型错位者，采用一手扳住下肢屈膝屈髋盘腿，另一手掌用力向前推顶伤侧臀部后下方坐骨结节，双手协同用力扳顶（图 6－29），促使骶髂关节向前屈位旋转，以纠正其后伸移位。

3. 臂肘挤压复位法 无论前屈型、后伸型或单纯的外翻型，均可采用臂肘挤压法，即术者用一手把住对侧床边，用另一手近肘部前臂着力，按压于髂骨外侧，双手协同用力挤压（图 6－30），以促使其耻骨联合的分离移位及骶髂关节的松动得以纠正而恢复其正常功能。

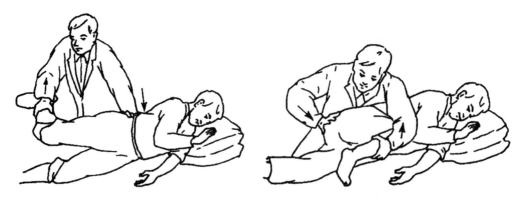

图6-28 牵踝推骶复位法　　　　　　　图6-29 盘腿扳顶复位法

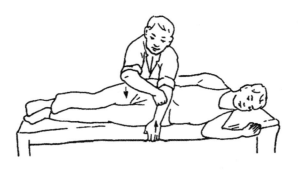

图6-30 臂肘挤压复位法

八、肩关节紊乱症

肩关节紊乱症又称"牵拖肩""假性肩关节脱位""肩关节错缝"等，是好发于儿童的一种损伤性疾患。

（一）病因

一般认为是上肢遭受到外展前伸牵拉性外力损伤而致，可能因引起肩关节下方松弛的滑膜被吸入关节间隙中而不得脱出，或由于肱二头肌长头腱滑出结节间沟不能自行复位而引起。

（二）症状与体征

多有上肢被牵扯拖拉的外伤史，伤后肩部疼痛不适，酸沉无力，肩关节活动障碍或出现弹响。患者多不敢抬举伤肢，活动则疼痛加重。检查肩关节前外方或腋下方有压痛，或在肩峰下结节间沟触摸有空虚增宽之感，可与健侧相对比。X线片多无阳性发现。

（三）整复手法

捏揉抠拔复位法　让患者坐于治疗凳上，施术者一手着力握住患侧上肢腕部，将其斜拉至前屈外展位，另一手着力反复捏揉肩部周围肌肉韧带和穴位等软组织。若属肱二头肌长头腱滑脱，可用拇指尖着力，将其拨回至结节间沟内（图6－31）；若属肩关节下方滑膜嵌入关节间隙中，术者一手握住伤肢腕部将伤肢抬至外展平伸位，用另一手中指着力伸入伤侧腋下，反复抠拨极泉穴及其周围，促使嵌入的滑膜逸出，若仍不能逸出，可将伤肢抬举至直举位，用拇指反复弹抠极泉穴及其周围（图6－32），一般即可逸出。然后，再用一手按住伤侧肩头，另一手握住腕部，反复做伤肩的前屈后伸活动，并逐渐加大活动幅度，促使恢复活动功能。

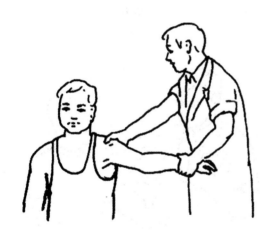

图6－31　拨肱二头肌长头腱处

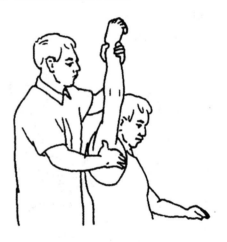

图6－32　拇指弹抠极泉穴

九、肘关节紊乱症

肘关节紊乱症，较常见的有肱桡关节紊乱症和肱尺关节紊乱症。

（一）病因

肘关节包括肱桡关节、肱尺关节和尺桡上关节，这三个关节相互配合而发挥作用。因此，当肘关节遭受直接暴力时，可使肱尺关节轻度分离或错缝，或使尺骨喙突遭受损伤。若在前臂遭受牵拉或扭转暴力，可使肘关节间接遭受损伤，促使肱桡关节或尺桡上关节发生错缝或扭伤韧带，而导致本症。

（二）症状与体征

患者有明显的外伤史，伤后肘部疼痛，可伴有轻度肿胀及关节周围的肌肉痉挛。肘关节的伸屈旋转活动受限，以伸屈受限为主。肘关节活动时，或伴有弹响声，或旋肘时有滞涩抗阻感。在其损伤处有压痛和叩击痛。X线片多无异常发现，偶见尺骨喙突变钝现象。

（三）整复手法

捏揉伸屈复位法　让患者坐于治疗凳上，施术者一手握住伤肢腕部，略将伤肢拉离体侧，另一手着力，反复捏揉肘关节及其周围肌肉和穴位等软组织（图6-33），在其损伤之处进行重点捏揉。然后，用一手握住腕部，另一手握住肘上部，双手协同用力，反复做肘关节的屈伸活动（图6-34），用以纠正关节错缝，促使其恢复正常的活动功能。

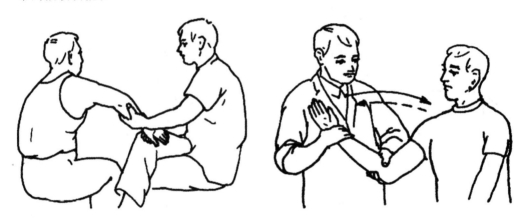

图6-33　捏揉肘部及周围软组织　　　　图6-34　做肘关节屈伸活动

十、前臂关节紊乱症

前臂关节是指由桡骨与尺骨两端构成的桡尺上关节和桡尺下关节，负担着前臂的旋前、旋后活动。前臂关节紊乱症是指前臂旋转活动受限，握力下降，隐痛缠绵等症状。

（一）病因

由于长期从事前臂旋转活动，桡尺上关节环状韧带过度疲劳松弛，或部分撕裂变形，使其约束关节的力量减低，关节结构变松，位置有失常态，后方软组织薄弱，出现桡骨小头向后偏移。或由于旋拧衣物和扭转腕力的动作不慎，致使桡尺下关节发生腕三角软骨盘破裂，造成桡尺下关节不稳定，而导致本症。

（二）症状与体征

1. 桡尺上关节紊乱　自觉前臂桡侧隐痛不适，平举端提无力，握力下降，前臂旋转时疼痛不适感加重，无明显压痛。X线片与健侧对比，可见桡骨小头略向后侧移位。

2. 桡尺下关节紊乱　自觉前臂平举钝痛无力，旋转受限疼痛加重，或伴有弹响振动。桡尺下关节掌背侧可有轻度压痛，按压尺骨小头可有浮动感。X线片与健侧对比，尺骨小头略向背侧偏移。

（三）整复手法

让患者坐于治疗凳上，施术者先用一手握住伤肢腕部持定，用另一手着力，反复捏揉前臂肌肉韧带及经络穴位等软组织。

若属桡尺上关节紊乱症，应重点捏揉桡尺上关节周围及曲池、尺泽、曲泽、手三里等穴（图6－35），并在捏揉的同时，用握住腕关节之手反复做前臂的旋前、旋后活动，至活动无阻力时，即用捏揉肘部之手拇指，用力向内前方推顶桡骨小头，当触及指下有响动，即已复位。再做肘关节的屈伸与旋摇活动，各反复数次，以促使其恢复活动功能。

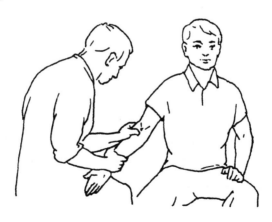

图6－35　捏揉肘部曲池等穴

若属桡尺下关节紊乱症，则应重点捏揉伤肢腕关节周围和桡尺下关节处，捏揉内关、外关、阳池、阳谷、大陵、神门、养老等穴（图6－36）。再用一手握住腕部，另一手握住手部，双手协同用力，先做腕和桡尺下关节的牵拉拔伸活动，再在牵引力下做腕及桡尺下关节的旋前旋后扭转活动，然后再做反复摇腕活动，并推按尺骨小头，促使其复位。

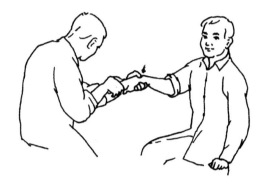

图 6-36　捏揉内外关等穴

十一、腕间关节紊乱症

腕间关节是由八块腕骨相互接触并由韧带连接构成。腕间关节紊乱症是指腕间关节各骨相互接触的关节面，因外力作用而发生错缝或轻微移动，临床易被漏诊误治。

（一）病因

腕间关节紊乱症，大多由于直接外力损伤所致，如跌仆时手掌着力，腕部遭受冲撞、磕碰、碾压、挤压等损伤，造成腕部韧带撕裂，腕间关节错动移位或关节不稳，而发生紊乱。

（二）症状与体征

由于本症多为直接外力所致，故大多有局部肿胀和明显疼痛。一般无法直接诊断腕关节紊乱症的有无。临床上在排除腕部骨折和关节脱位之后，均应考虑为腕间关节紊乱症。如有上述病因，但患者全手肿胀完全消退之后，仍有疼痛活动受限者，多为本症急性期漏诊所致。

（三）整复手法

捏揉按压复位法　让患者坐于治疗凳上，施术者一手握住伤侧手部托起，另一手拇指着力，反复捏揉伤腕及其周围损伤处的肌肉韧带，对其压痛之处进行重点捏揉按压，当触及响动即已复位。再用一手握住伤侧手部，另一手握住伤肢腕部，双手协同用力，反复做腕关节的掌屈、背伸、尺偏、桡偏、内外旋拧和反复摇腕活动（图6-37）。

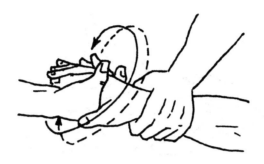

图6-37　反复做摇腕活动

十二、膝关节紊乱症

膝关节紊乱症是指半月板与股骨髁和胫骨平台之间的关节紊乱，影响膝关节的正常功能活动。临床中较常见的如半月板撕裂、盘状半月板、过度活动性半月板、半月板移位等。故又称为"膝关节绞锁"或"膝关节错缝"等。

（一）病因

本症一般发生于膝关节处于半屈曲位时的单足着地，上身扭转，股骨髁骑跨于半月板的横脊之上。如球类运动员的跑跳扭身动作，或骑自行车跌倒等，可将半月板挤坏，或将半月板推向关节后方形成移位。若属盘状半月板或过度活动半月板，遇类似损伤，更易发病。

（二）症状与体征

多有明显外伤史，伤后出现膝关节伸屈活动受限。在膝关节的髌韧带两侧和膝关节后方可有压痛点。严重者可出现膝关节肿胀。X线片常无异常发现。

（三）整复手法

1. 捏揉屈伸复位法　让患者仰卧于治疗床上，施术者先用双手反复捏揉膝关节两侧及其周围肌肉韧带和经络穴位等软组织，对其损伤疼痛之处进行重点捏揉。再用一手按于膝部，另一手握住踝部，将伤肢抬起呈屈膝屈髋位，双手协同用力，反复做膝关节的屈伸活动（图6-38），开始手法宜轻，逐渐酌情加大力度和膝关节的活动幅度，促使其恢复关节活动功能。

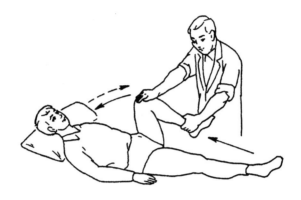

图6-38　屈伸活动膝关节

2. 捏揉摇膝复位法　让患者仰卧于治疗床上，施术者先用双手着力，反复捏揉伤侧膝关节周围肌肉韧带等软组织。再用一手按于膝部，另一手握住踝部，将伤肢抬至屈膝屈髋位，反复提按做小腿及膝关节的屈伸活动，再反复旋摇小腿做膝关节的旋摇活动（图6-39），促使半月板复位，恢复膝关节的活动功能。也可在俯卧位反复做膝关节的摇膝活动。

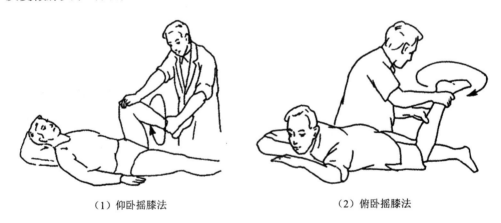

（1）仰卧摇膝法　　　　　　　　　　（2）俯卧摇膝法

图6-39　摇膝复位法

十三、胫腓上关节紊乱症

胫腓上关节紊乱症是指腓骨小头与胫骨上髁构成的胫腓上关节发生位置改变。胫腓上关节是一微动关节，没有明显的杵臼，完全依赖韧带维持其稳定。

（一）病因

大多为直接外力所致，如跌打、碰撞、冲击、挫伤腓骨的前后方，致使关节韧带松弛或撕裂，腓骨小头失去稳定，错离原来正常位置而致本症。

（二）症状与体征

小腿上部外侧有外伤史，伤后沉重胀痛不适。局部肿胀压痛明显，行走不便，腓骨小头处有移动感。部分患者出现小腿外侧麻木是由腓骨小头压迫刺激腓总神经所致。在足背伸和外翻时有不自由感。X线片无异常发现。

（三）整复手法

捏揉旋拧复位法　让患者仰卧于治疗床上，施术者双手着力，反复捏揉伤肢膝部外下方小腿外侧，并重点捏揉胫腓上关节及其周围肌肉韧带和穴位，用以理气活血、舒筋通络。再用一手握住伤肢踝部，将伤肢抬至屈膝屈髋位，用另一手按于膝部，并将拇指按于腓骨小头后外侧，用力向前内侧推按，同时握踝之手反复做伸屈旋转小腿活动，向内向外各拧转数圈，再做小腿内收外展活动。当触及胫腓上关节的弹响时，即说明已经复位。

十四、距下关节紊乱症

距下关节紊乱症又称为"跟距关节紊乱症"，是指距骨下面与跟骨上面构成的跟距关节，因外力作用发生关节位置错缝，而引起的足踝部疼痛功能障碍等症状。

（一）病因

由于距下关节为一不稳定关节，相互之间完全依赖韧带维持其稳定。一旦遭受较大外力，如足部过度内翻或外翻，致使韧带损伤，导致关节间隙错缝，而引起本症。

（二）症状与体征

有明显的足踝部内翻或外翻受伤史，伤后跟骨不敢着地负重，足踝关节下方两侧有压痛，肿胀多不明显。在足内翻或外翻和足跟叩击试验时，可使疼痛加重。X

线片可见跟距关节间隙增宽。

（三）整复手法

伸屈摇踝复位法 让患者仰卧于治疗床上，施术者一手握住伤肢足部，另一手着力，反复捏揉跟距关节周围肌肉韧带，以舒筋通络、理气活血。然后，再用一手握住踝部，另一手握住足前部，双手协同用力，反复做足踝部的跖屈背伸活动（图 6 - 40），并逐渐加大活动力度和活动幅度。再做反复向内摇踝活动和反复向外摇踝活动（图 6 - 41），用以充分活动踝部各关节。当触及关节弹响，即说明已经复位。

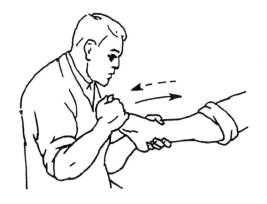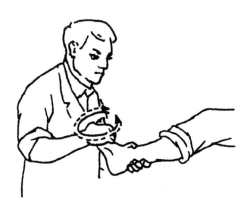

图 6 - 40　做踝部跖屈背伸活动　　　　图 6 - 41　反复做内外摇踝活动

十五、跟骰关节紊乱症

跟骰关节紊乱症是指跟骨远端与骰骨近端构成的关节，因遭受外力作用发生关节错缝、韧带损伤等，从而引起疼痛等症状。

（一）病因

多因足前部内翻内旋着地，地面反冲外力与自身重力集中于跟骰关节处，引起损伤所致。如从高处坠下、跳高、跳远、打球、下楼梯蹬空等，可将跟骰关节侧面韧带拉松或撕裂，以致引起跟骰关节错缝，而致本症。

（二）症状与体征

有足外侧内翻内旋受伤史，伤后跟骰关节处肿痛，局部压痛，重复受伤机制，可引起疼痛加重。不敢着力，行走不便。X线片多无异常发现。

（三）整复手法

捏揉挤压复位法　让患者仰卧于治疗床上，施术者一手握住足前部持定，另一手着力反复捏揉跟骰关节及其周围肌肉韧带等软组织（图6-42），用以舒筋通络、理气活血。然后，一手握住足前部持定，另一手握住足跟部，并使拇指按压于骰骨背侧，用力向跖侧挤压骰骨，同时另一手向内翻内旋位摇足前部。当触及关节弹响，即已复位。

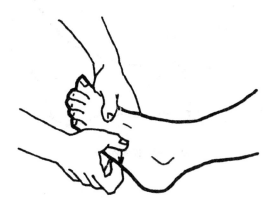

图6-42　捏揉跟骰周围

十六、跖趾关节紊乱症

跖趾关节紊乱症是指由跖骨头与近节趾骨基底所构成的关节，因遭受外力作用致使关节位置发生错缝，而引起疼痛、行走不便。

（一）病因

由于跖趾关节遭受外力磕碰、冲撞，或道路不平，走路时硌垫，或下楼梯上台阶时蹬空，或长期穿高跟鞋走长路，致使近节趾骨基底发生向跖骨头前上方偏移，而诱发本症。若长时间穿小鞋，足趾不可伸展，也可诱发本症。

（二）症状与体征

有足部外伤或受挤压史，伤后足前部跖趾关节处疼痛，行走时疼痛加重，可有两三个足趾同时发病，尤以第二～四跖趾关节较常见。一般休息后症状即可缓解，走路过多过急时，又可复发。

（三）整复手法

捏揉摇趾复位法 让患者仰卧于治疗床上，施术者一手捏住伤足的足趾，用力牵拉。用另一手着力，反复捏揉其跖趾关节及其肌肉韧带等软组织（图6-43）。然后，再用一手握住足踝部，另一手捏住足趾，反复进行旋摇跖趾关节。当触及轻微弹响，即已复位。

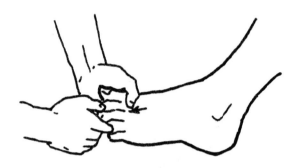

图6-43 捏揉跖趾关节

第七章 典型病案

一、肱骨外科颈骨折

例1 刘某，男，10岁。

[病史] 患者于1972年5月24日，自平板三轮车上跌下，摔伤左肩部。

[检查] 左肩部肿胀畸形，压痛明显，活动功能丧失。经X线拍片检查，发现左肱骨近端有一横行骨折线，其骨折远端向外上方移位（图7-1）。于5月25日，经我科某医生整复后，进行X线复查发现左肱骨外科颈骨折由原来的内收型已变成外展型（图7-2）。

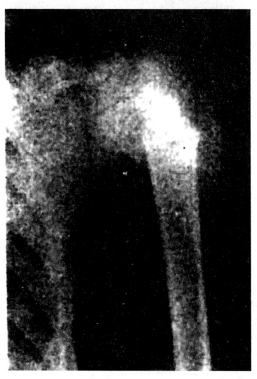

图7-1 X线片显示左侧肱骨外科颈骨折

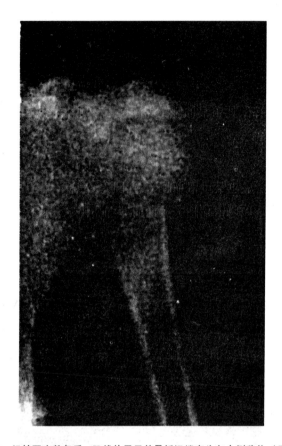

图7-2　经某医生整复后，X线片显示其骨折远端变为向内侧移位（正位片）

[诊断] 左侧肱骨外科横断骨折（内收型）。

[整复手法] 让患者采取仰卧位，再以2%普鲁卡因15mL做臂丛神经麻醉。助手用一长布带从患侧腋下套过，至对侧肩上方做牵引用，术者双手握住患肢腕部（此时患肢掌心向上），做对抗牵引，边牵引边外展（助手牵引布带也相应地向相反方向转移），至外展到130°左右（图7-3），将患肢内旋使掌心向下（图7-4），再边牵引边内收（助手再相应地向肩上方转移），至贴于体侧（图7-5）。然后术者一手握住腕部，另一手掌压住肩头，抬举伤肢过耳180°（图7-6和图7-7），当触及响动即说明复位，屈肘使前臂横于头顶之上，使掌心向头（图7-8），再于屈肘情况下回到胸前（图7-9）。然后术者一手顶住肩部，另一手顶住肘部，用力使

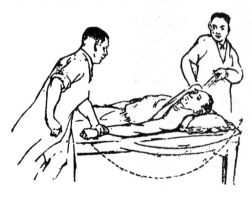

图7-3　在对抗牵引下，外展至130°

两骨折端触顶嵌插，使其对位比较牢固（图7－10）。

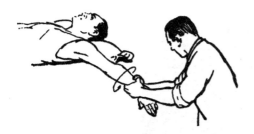

图7－4 使患肢内旋，使掌心向下

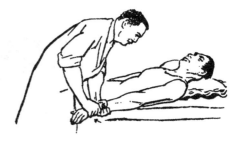

图7－5 边牵引边内收，回到体侧

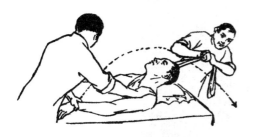

图7－6 一手握住腕部，另一手掌压住肩头

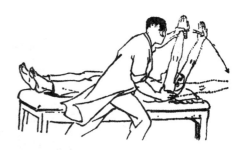

图7－7 将患肢抬举过耳180°

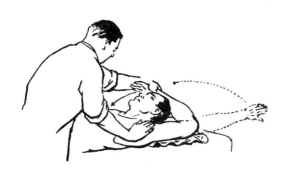

图7－8 使患肢屈肘，将前臂横于头顶之上

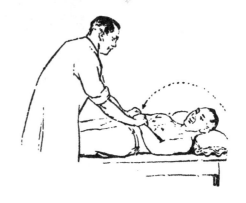

图7－9 在屈肘情况下，回至胸前

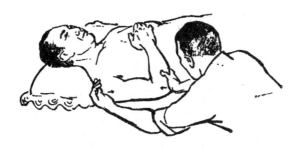

图7－10 使骨折端触顶嵌插

[治疗效果] 该病例经再次用上述手法重新整复后即行 X 线复查，发现对位对线良好（图 7 - 11）。用小夹板包扎固定，愈合后功能恢复正常。

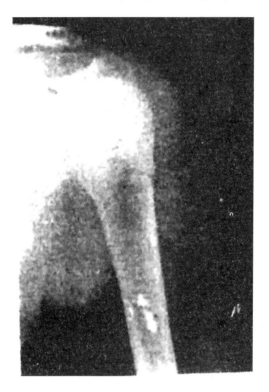

图 7 - 11 经用手法重新整复后，X 线片示对位对线良好（正位片）

二、肱骨下段螺旋形骨折

例 2 袁某，女，24 岁。

[病史] 患者于 1969 年 12 月 12 日不慎跌伤右臂，当即肿疼不能活动。

[检查] 右侧上臂局部肿胀畸形，明显压痛，丧失活动功能，经 X 线拍片检查发现右侧肱骨下段呈螺旋形骨折线，其远端略向桡侧上方移位（图 7 - 12 和图 7 - 13）。

[诊断] 右侧肱骨下段螺旋形骨折（重叠移位）。

[整复手法] 让患者取端坐位，予以局麻，助手甲双手握住伤肢上臂近端，助手乙双手握住伤肢腕部（使掌心向上），稍用力牵引。施术者先捏揉上臂肌肉，分筋理筋，然后双手进行拿正，根据移位情况进行加垫包扎固定（图 7 - 14）。

[治疗效果] 经用上述手法整复后，骨折对位良好。1 个月后复查已有少量骨痂

形成（图7-15、图7-16）。2个月后骨折愈合，活动功能恢复正常。

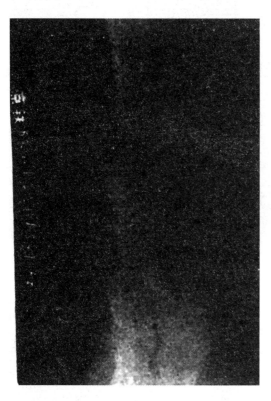

图7-12 X线片示右侧肱骨下段螺旋形骨折，
整复前移位情况（正位片）

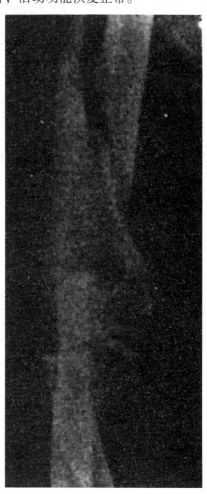

图7-13 X线片示右侧肱骨下段螺旋形骨折，
整复前移位（侧位片）

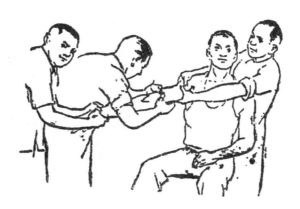

图7-14 两助手做对抗牵引，术者进行理筋和拿正

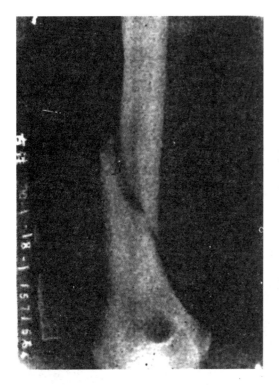

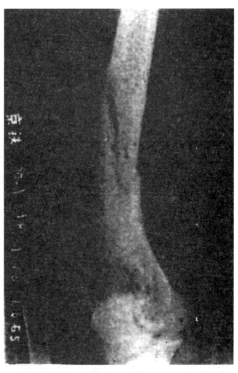

图7-15 经手法整复1个月后,复查X线片
示对位情况良好(正位片)

图7-16 经手法整复1个月后,复查X线片
示对位情况良好(侧位片)

例3 倪某,男,48岁,北京铁路局干部。

[病史]患者于1979年9月19日因车祸撞伤右臂,当即肿痛变形,丧失活动功能。

[检查]右臂明显肿胀畸形,经X线拍片检查发现右侧肱骨下段骨干呈螺旋形断裂,并有交叉重叠移位(图7-17)。

[诊断]右侧肱骨下段螺旋形骨折(重叠移位)。

[整复手法]同例2。

[治疗效果]经手法整复后,进行X线复查,对位对线良好(图7-18),3个月后愈合情况良好,已有大量骨痂形成

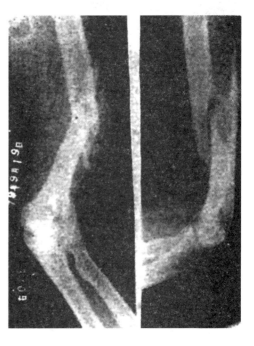

图7-17 X线片示右侧肱骨下段骨折,
整复前移位情况(正侧位片)

（图 7 - 19）。

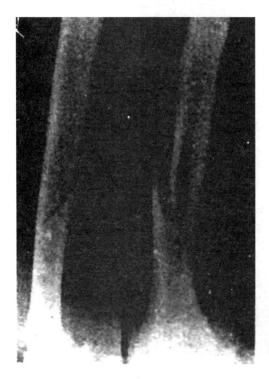

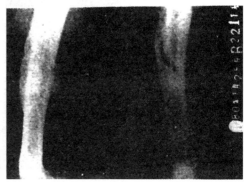

图 7 - 18　X 线片示右侧肱骨下段骨折，整复后
对位对线良好（正侧位片）

图 7 - 19　X 线片示右侧肱骨下段骨折，整复
3 个月后复查，对位良好，愈合良好，已有大量
骨痂形成（正侧位片）

三、肱骨髁上骨折

例 4　孙某，男，7 岁。

[病史]　患者于 1972 年 11 月 20 日不慎跌伤左臂，肿痛无力，不能活动。

[检查]　左肘部肿胀畸形，明显压痛，丧失活动功能。经 X 线拍片检查发现左肱骨远端距关节面约 3cm 处有横断骨折线，远端向内后上方移位，两断端不接触，相距约 1cm，肘关节有旋转移位（图 7 - 20）。

[诊断]　左侧肱骨髁上骨折（伸直型）。

[整复手法]　让患者取仰卧位予以局部麻醉，术者首先捏揉伤肢肌肉，分筋理筋，助手甲握住伤肢上臂，助手乙握住伤肢前臂，于屈肘位下略用力牵引。术者一手握住上臂向后推顶，另一手掌顶住肘尖部向前用力推顶（图 7 - 21），触到骨擦音，即可复位（图 7 - 22）。

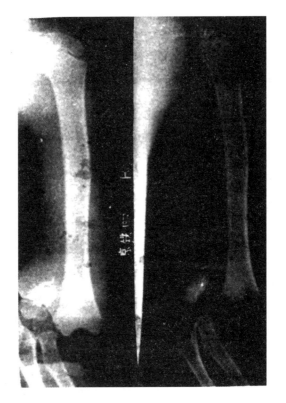

图7-20　X线片示左侧肱骨髁上骨折整复前移位情况（正侧位片）

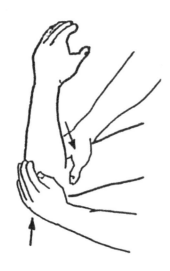

图7-21　术者一手握住上臂向后推顶，
另一手掌顶住肘尖，向前用力推顶

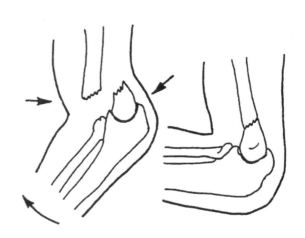

图7-22　肱骨髁上骨折伸直型整复示意

[治疗效果] 经手法整复后，对位对线良好。用小夹板做超肘关节固定。2 周后复查，对位对线良好，骨折线较前模糊，似有骨痂形成（图 7-23）。3 个月后复

查，愈合良好，活动功能已恢复正常（图7-24）。

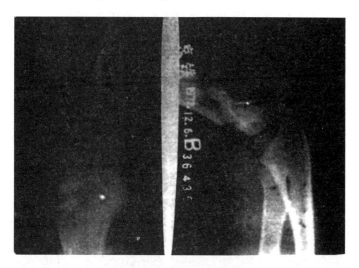

图7-23 X线片示整复2周后，复查对位对线良好。已有骨痂形成（正侧位片）

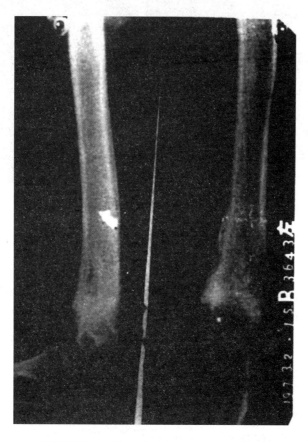

图7-24 X线片示整复3个月后，复查骨折线消失，愈合良好（正侧位片）

四、尺骨上段骨折合并桡骨小头脱位（孟氏骨折）

例5　杨某，男，13岁。

[病史] 患者于1979年12月2日下午，骑自行车摔伤左肘部，当即疼痛肿胀，活动受限。

[检查] 左肘关节肿胀明显，畸形，压痛，屈伸受限。经X线拍片检查发现尺骨上端近鹰嘴处有一斜形骨折线，无明显错位，稍向桡侧弯曲，桡骨小头脱位，上尺桡关节分离（图7-25）。

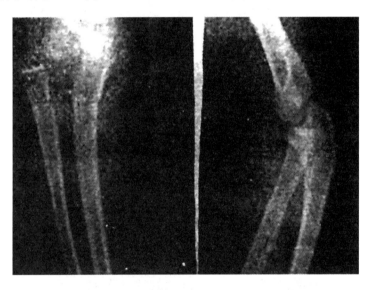

图7-25　X线片示左侧尺骨上段青枝骨折，合并桡骨小头脱位，整复前移位情况（正侧位片）

[诊断] 左侧尺骨上段骨折合并桡骨小头脱位（孟氏骨折内收型）。

[整复手法] 患者取仰卧位，予以局部麻醉。助手双手握住伤肢上臂，术者一手握住腕部与助手做对抗牵引，同时另一手进行分筋理筋（图7-26），然后用这只手握住肘关节，拇指压住桡骨小头处，做屈肘旋后活动（图7-27），再做伸直牵引（图7-28），伸直后，再屈肘（图7-29），屈肘后，再做旋前伸直牵引（图7-30），即可复位。

[治疗效果] 经手法整复后，桡骨小头已恢复原位（图7-31），包扎固定。于1979年12月15日复查，对位对线良好（图7-32）。于1980年1月5日复查，已有骨痂形成，活动功能恢复正常（图7-33）。

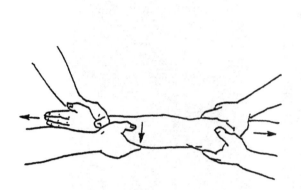

图7-26 术者与助手做对抗牵引，同时进行分筋理筋

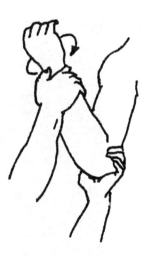

图7-27 做屈肘旋后活动

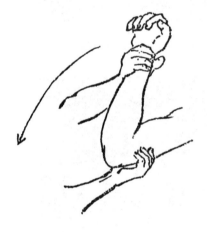

图7-28 将伤肢伸直牵引

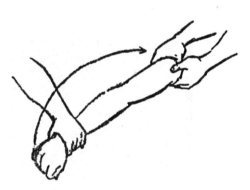

图7-29 伸直后再屈肘

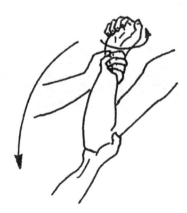

图7-30 旋前伸直牵引

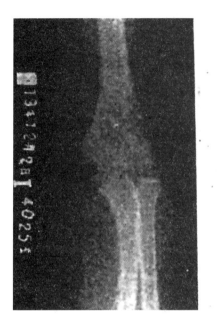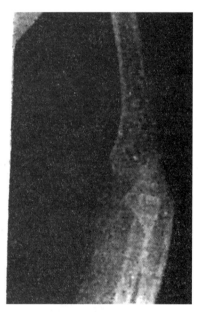

图7-31　X线片示经手法整复后，对位对线良好，桡骨小头已恢复原位（正侧位片）

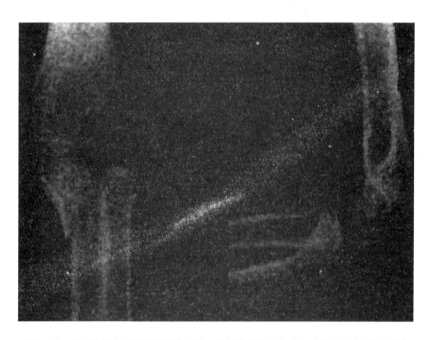

图7-32　X线片示左侧孟氏骨折内收型，整复半月后复查对位对线良好（正侧位片）

例6　张某，男，8岁。

[病史]　患者于1972年4月19日，不慎跌伤右侧前臂，肿胀、疼痛。

[检查]　右侧前臂局部肿胀、压痛、畸形，丧失活动功能。经X线拍片检查发现右侧尺骨近1/3处横断骨折，断裂处向桡侧成角移位约30°，合并桡骨小头脱位

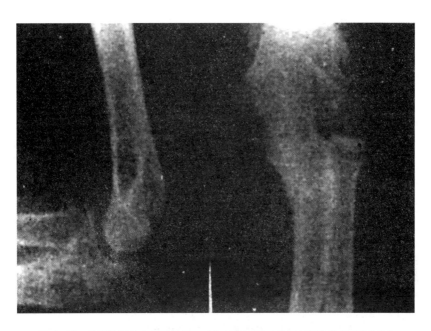

图7-33　X线片示1个月后复查，对位对线良好，已有骨痂形成（正侧位片）

（图7-34）。

[诊断]　右侧尺骨中上段骨折，合并桡骨小头脱位（孟氏骨折）。

[整复手法]　同例5。

[治疗效果]　经手法整复后，对位对线良好（图7-35）。加分骨垫包扎固定，愈合后活动功能恢复正常。

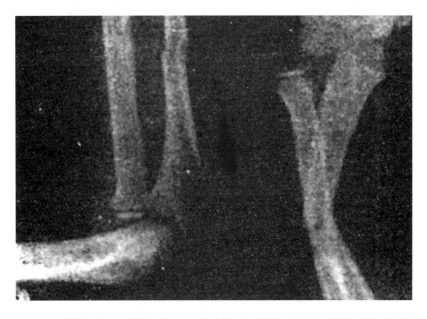

图7-34　X线片示右侧尺骨中上段骨折，合并桡骨小头脱位，整复前移位情况（正侧位片）

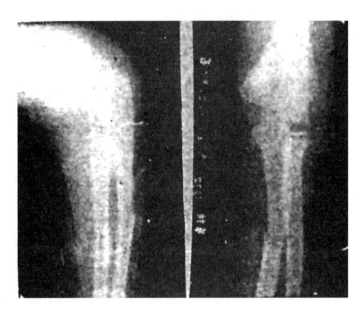

图 7 – 35　X 线片示整复后复查，对位对线良好（正侧位片）

五、桡骨小头骨折

例 7　郑某，男，59 岁。

［病史］患者于 1979 年 10 月 29 日不慎跌伤左肘关节，肿痛明显，活动受限。

［检查］左肘关节肿胀明显，桡骨小头处明显压痛。经 X 线拍片检查发现左桡骨小头颈部有一横行骨折线，于正位片可见桡骨小头向桡侧移位（图 7 – 36）。

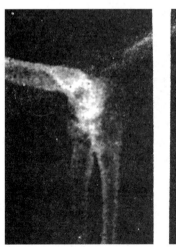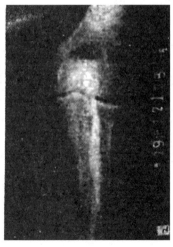

图 7 – 36　X 线示左侧桡骨小头骨折，合并桡侧移位，整复前移位情况（正侧位片）

［诊断］左侧桡骨小头骨折（桡侧移位）。

［整复手法］让患者取坐位或仰卧位，予以局部麻醉。助手双手握住伤肢上臂，术者一手握住伤肢腕部，与助手做对抗牵引，另一手捏揉肘关节及前臂，进行分筋理筋（图7-37），然后一手握住肘关节部，使拇指按于桡骨小头的外下方，使肘关节屈曲小于90°，此时拇指用力向内上方推顶桡骨小头，同时另一手使伤肢前臂旋后伸直牵引（图7-38）。一般触及骨擦音，即说明已复位。

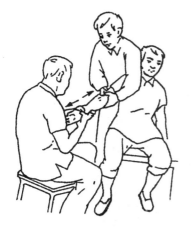
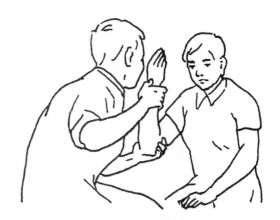

图7-37　与助手做对抗牵引，　　　　图7-38　拇指推顶桡骨小头，另一手使
　　　　另一手分筋理筋　　　　　　　　　　　　前臂旋后伸直牵引

［治疗效果］经手法整复后复查，左侧桡骨小头骨折对位对线良好，断端移位已完全矫正（图7-39）。愈合后活动，活动功能恢复正常。

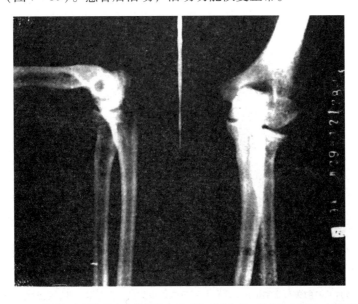

图7-39　X线片示左侧桡骨小头骨折整复后对位对线良好，移位完全矫正（正侧位片）

例8 郝某，女，39 岁。

[病史] 患者于 1987 年 12 月 30 日因大雪路滑，不慎跌倒，右手着地，挫伤右肘关节，红肿胀痛，丧失活动功能，局部瘀血青紫。曾在某门诊拍片，怀疑骨折（图 7 - 40），转来我院就诊。

[检查] 患者右肘关节肿胀明显，局部有青紫瘀血斑，桡骨小头处压痛明显，肘关节屈伸活动受限，丧失活动功能。X 线正位片上可见桡骨小头颈部有一横行骨折线，桡骨小头呈现"歪戴帽"现象，明显移位；侧位片上可见桡骨小头略向掌侧移位（图 7 - 41）。

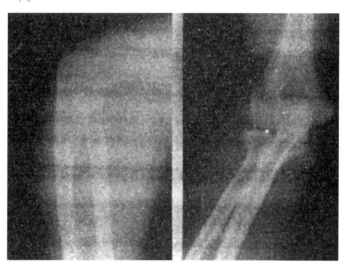

图 7 - 40　X 线片示右肘关节正侧位片，正位片可见桡骨小头颈部有一横行骨折线，
桡骨小头"歪戴帽"状。侧位片影像模糊不清（正侧位片）

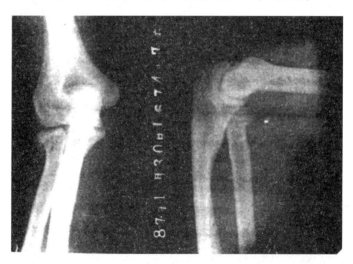

图 7 - 41　X 线片示右肘关节正侧位片，正位片可见桡骨小头呈"歪戴帽"状，颈部可见一横行骨折线。
侧位片可见桡骨小头略向掌侧移位（正侧位片）

　　[诊断] 右侧桡骨小头骨折（歪戴帽形移位）。

　　[整复手法] 让患者仰卧于治疗床上，先行轻轻摸揉肘部，促使其瘀血逐渐消散。再让助手双手握住伤肢上臂，术者握住伤肢近腕部，与助手做对抗牵引，做肘关节的牵引拔伸，在牵引状态下，术者用一手拇指按于桡骨小头下方，反复向上推顶桡骨小头，并用力向肘关节内按压桡骨小头，当触及骨擦音即已复位（图7-42）。

　　[治疗效果] 经手法整复复位后，即进行X线拍片复查，可见其对位对线良好，"歪戴帽"形移位已被纠正。用塑形纸在肘关节屈曲位包扎固定。每周复查一次，1个月后拍片可见其骨折处骨折线隐约可见，对位对线良好，"歪戴帽"现象已经纠正（图7-43）。2个月后追访，肘关节活动功能恢复正常，伸屈自如。

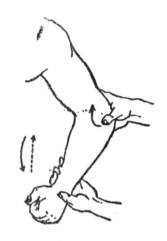

图7-42　反复推顶桡骨小头，并用力向内按压

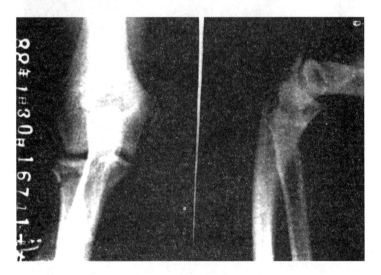

图7-43　X线片示右肘关节正侧位片，经手法整复后，1个月追访复查，可见桡骨小头"歪戴帽"已被纠正（正侧位片）

六、桡骨下段骨折

　　例9　张某，女，42岁。

　　[病史] 患者于1988年3月12日骑车上班时，跌伤右手腕部，红肿胀痛，丧失

活动功能，经某医院拍 X 线片发现右桡骨下段骨折，9 日后转来我院就诊。

[检查] 患者右腕上方肿胀渐消，但有青紫瘀血斑，周边略呈浅黄色瘀斑，腕背上翘，腕上方有明显压痛。阅其带来的 X 线正位片可见其桡骨下段有一"斜形骨折线"；侧位片可见桡骨骨折下段向背侧翘起而形成"成角移位"（图 7-44）。

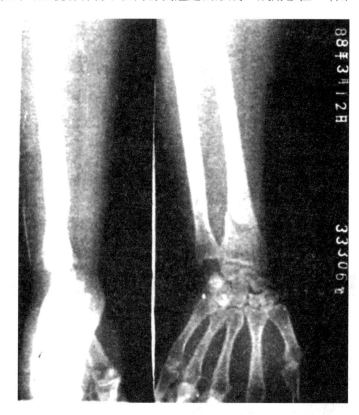

图 7-44　X 线片示右腕关节正侧位片，正位片可见桡骨下段有一斜形骨折线；侧位片可见桡骨骨折远端略向背侧成角移位（正侧位片）

[诊断] 右侧桡骨下段骨折（背伸型移位）。

[整复手法] 让患者仰卧于治疗床上，助手双手握住伤肢肘部，术者双手握住伤肢骨折远端，与助手做对抗牵引，在牵引状态下，术者双手握住远端，向下按压，即用远端找近端的方法，拿正骨折的成角移位，当触及骨擦音，即可复位。

[治疗效果] 经手法整复后，经 X 线拍片复查可见对位对线良好，成角移位已被纠正（图 7-45）。用小夹板包扎固定，每周复查一次，1 个月后拆除夹板，恢复正常功能活动。

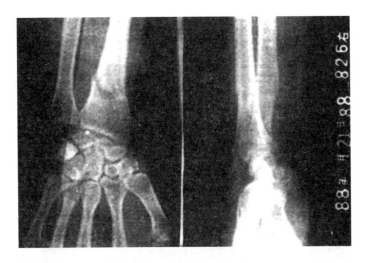

图 7 – 45　X 线片示右腕关节正侧位片，经手法整复后复查，可见桡骨骨折处对位对线良好，
成角移位已被纠正（正侧位片）

七、尺桡骨下段双骨折

例 10　曹某，男，15 岁。

［病史］患者于 1987 年 10 月 9 日，左前臂被木棒打伤，红肿疼痛，丧失活动功能，X 线拍片见右前臂下段尺桡骨双骨折，合并横骨移位。于 10 月 12 日，转来我科求治。

［检查］患者左前臂肿胀明显，外观畸形，并存在异常活动和骨擦音。阅 X 线片发现尺桡骨中下 1/3 处有横断双骨线，桡骨远端骨折片的背侧明显移位，远端上翘。因其年龄较小，干骺线尚未完全愈合（图 7 – 46）。

［诊断］左侧尺桡骨双骨折（合并桡骨远端背伸型移位）。

［整复手法］让患者仰卧于治疗床上，助手双手握住伤肢肘部，术者双手握住伤肢腕部，与助手做对抗牵引，然后在牵引状态下，用一手进行拿正，并摸清尺桡骨状态，进行分骨捋顺，以纠正其侧方移位，摸清对位良好时，缓缓放松牵引，再进行触顶嵌插，在尺桡骨骨折处放上分骨垫，用小夹板包扎固定。

［治疗效果］经手法整复后，即进行 X 线拍片复查见其对位对线良好（图 7 – 47）。每周复查 1 次，2 个月后于 1987 年 12 月 5 日拍 X 线片复查，可见对位良好，骨折线已趋模糊不清，已有骨痂形成（图 7 – 48）。至 1988 年 8 月 19 日追访，一切活动恢复正常（图 7 – 49）。

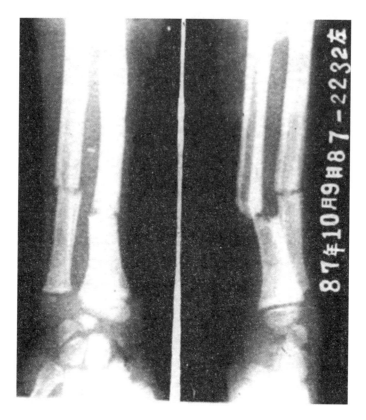

图7-46　X线片示左前臂正侧位片，可见桡骨中下段1/3处有横断骨折线，
侧位片可见桡骨远端的背侧移位（正侧位片）

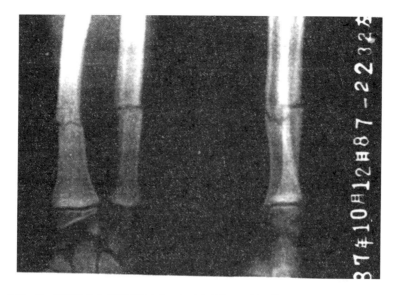

图7-47　X线片示左前臂正侧位片，经手法整复，正侧位片上均可见对位对线良好，
背侧移位已被纠正（正侧位片）

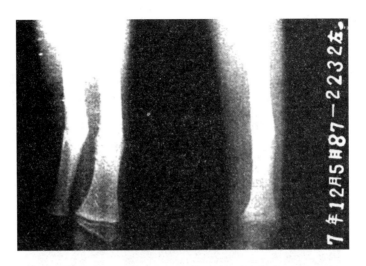

图 7-48　X 线片示左前臂正侧位片，2 个月后追访，尺桡骨骨折处已有骨痂形成，
骨折线已模糊不清，对位对线良好（正侧位片）

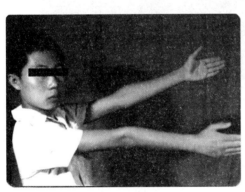

左臂伸直活动正常

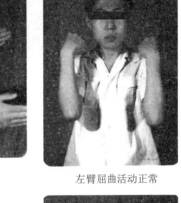

左臂屈曲活动正常

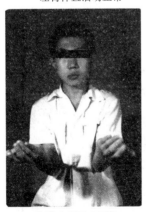

左臂内翻活动正常

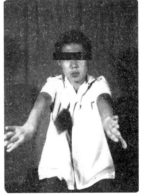

左臂外翻活动正常

图 7-49　左尺桡骨双骨折治疗后 10 个月追访，左前臂伸、屈、内翻、外翻活动
功能均已恢复正常（照片 1988 年 8 月 19 日）。

例11 杜某，男，14 岁。

［病史］患者于 1979 年 10 月 29 日上午 11 时，上体育课做跳高动作时，不慎跌伤右前臂，右手腕部着地，当即肿痛剧烈，右前臂明显畸形，活动功能丧失。

［检查］右手腕上方肿胀明显，局部压痛，呈银叉状畸形。经 X 线拍片检查发现右侧尺桡骨下段各有一横行骨折线，远断端明显向背侧移动，并有重叠及向掌侧成角移位，尺骨茎突可见小骨脱落（图 7－50）。

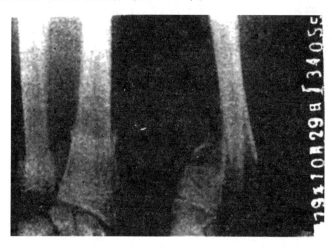

图 7－50　X 线片示右侧尺桡骨下段双骨折，断端向背侧重叠及成角移位，整复前移位情况（正侧位片）

［诊断］右侧桡骨下段双骨折（向背侧重叠移位）。

［整复手法］让患者取坐位，予以局部麻醉。助手用双手握住前臂上段，术者一手握住腕部，另一手捏揉前臂进行分筋理筋。然后双手握住伤肢腕部，双手拇指抵住骨折远端，与助手做对抗牵引（图 7－51）。将重叠移位拉开后，即用双拇指下压骨折远端，使手掌翘起（图 7－52），当触及骨擦音，两骨折断端接触后，再略向

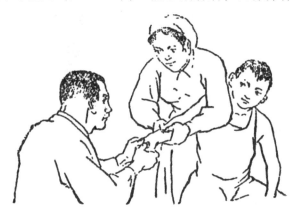

图 7－51　术者与助手做对抗牵引江分筋理筋

上抬骨折端，下压手掌（图 7 - 53）即可复位。

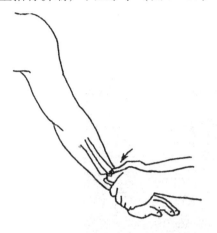

图 7 - 52　双拇指下压骨折远端
　　　　　使手掌翘起

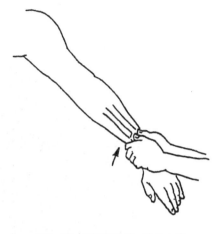

图 7 - 53　断端接触后，略向上提，
　　　　　同时压低手掌拉直

[治疗效果] 经手法整复后复查，右侧尺桡骨下段双骨折，对位对线尚好（图 7 - 54）。加分骨垫包扎小夹板固定。愈合后活动功能恢复正常。

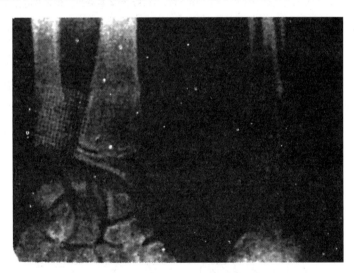

图 7 - 54　X 线片示右侧尺桡骨下段双骨折，整复后对位对线良好（正侧位片）

八、桡骨远端伸直型骨折（Colles 骨折）

例 12　鹿某，女，53 岁。

[病史] 患者于 1970 年 2 月 25 日，不慎跌倒摔伤左手腕部，当时肿胀疼痛，外观畸形。

［检查］左手腕部明显肿胀，外观呈银叉状畸形，局部压痛明显。经 X 线拍片检查发现左侧桡骨远端有一横行骨折线，于正位片可见骨折断端略向桡侧移位，侧位片可见明显向背侧移位，合并有尺骨茎突骨折（图 7-55）。

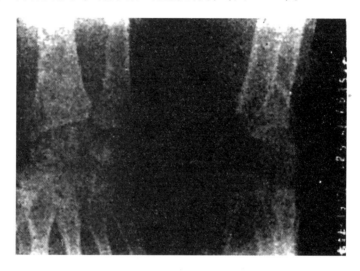

图 7-55　X 线片示左侧桡骨远端骨折，向背侧移位，合并尺骨茎突骨折，整复前情况（正侧位片）

［诊断］左侧桡骨远端伸直型骨折（Colles 骨折），合并尺骨茎突骨折。

［整复手法］患者取坐位，予以局部麻醉，术者一手握住伤肢腕部，另一手握住伤肢四指，先做向内和向外摇腕活动（图 7-56），再捏揉腕部及前臂筋腱组织，分筋理筋（图 7-57）。然后让助手握住伤肢前臂（骨折近端），术者双手握住腕部，双手拇指压于腕背侧，与助手做对抗牵引，同时抬高前臂下压腕背，使腕关节呈过度掌屈，然后再向尺侧偏移（图 7-58）。

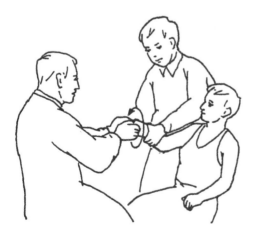

图 7-56　做向内和向外摇腕活动

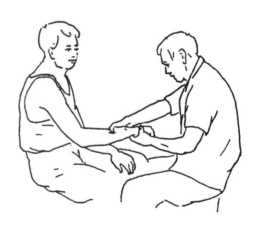

图 7-57　捏揉腕部及前臂肌肉，分筋理筋

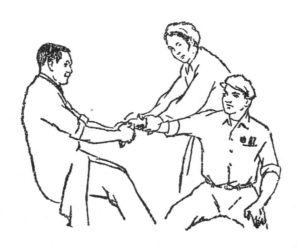

图7-58　术者与助手做对抗牵引，同时抬高前臂，下压腕部，做过度掌屈再向尺侧偏移

［治疗效果］经手法整复后对位良好，用小夹板包扎固定，6周后复查对位对线良好，骨折端已有骨痂形成（图7-59），愈合后功能恢复正常。

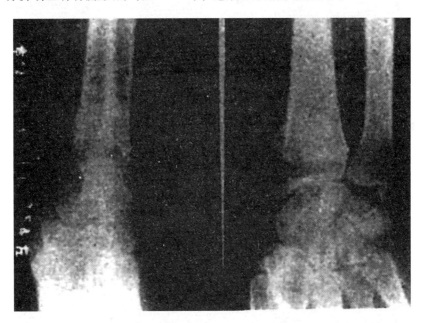

图7-59　X线片示左侧桡骨远端伸直型骨折，合并尺骨茎突骨折，整复6周后复查，对位对线良好，已有骨痂形成（正侧位片）

例13　刘某，女，44岁。

［病史］患者于1979年10月27日上午，不慎跌倒，右手腕部先着地而摔伤，肿疼明显，伸屈受限。

［检查］右手腕部肿胀，明显畸形，局部压痛。经X线拍片检查发现右侧桡骨远端可见不规则的横断骨折线，并有碎骨片影，远断端向背侧倾斜移位，关节面向

掌侧倾斜角消失，而成向背侧倾斜（图7－60）。

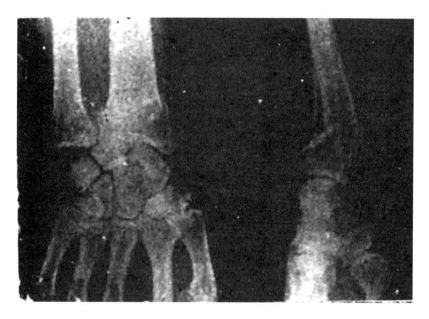

图7－60　X线片示左侧桡骨远端粉碎性骨折，向背侧移位，整复前情况（正侧位片）

［诊断］右桡骨远端粉碎性骨折背侧移位（Colles骨折）。

［整复手法］同例12。

［治疗效果］经手法整复后，对位对线良好，用小夹板包扎固定（图7－61），2个半月后复查，可见对位对线良好，骨折线已模糊不清，已有骨痂形成（图7－62）。

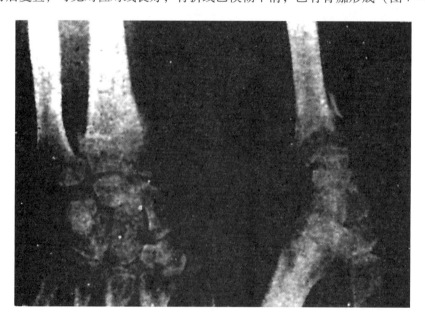

图7－61　X线示左侧桡骨远端粉碎性骨折，整复后对位对线良好（正侧位片）

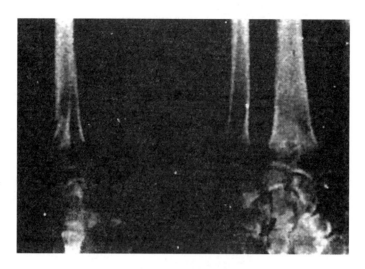

图 7 - 62　X 线片示右侧桡骨远端粉碎性骨折，整复后 2 个半月复查，对位对线良好，
骨折线模糊，已有骨痂形成（正侧位片）

例 14　患者 XX（本例系由青海冷湖石油管理局职工医院外科曹坚医生，在学习班学了本手法，回去后整复的病例）图 7 - 63，图 7 - 64。

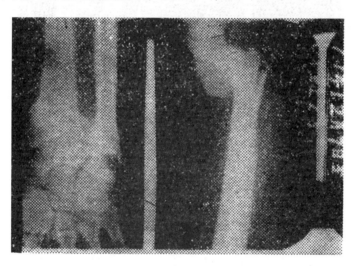

图 7 - 63　X 线片示左侧桡骨远端伸直型骨折（Colles 骨折），合并尺骨茎突骨折旋转移位，
整复前情况（正侧位片 1977 年 12 月 7 日）

例 15　孙某，男，52 岁。

［病史］患者于 1987 年 2 月 16 日，因雪天出行，不慎滑倒，左手着地挫伤腕部，红肿疼痛，腕部变形。

［检查］患者左手腕部红肿畸形，局部压痛瘀血青紫，丧失活动功能，X 线正位片可见桡骨远端有一横行不规则骨折线，侧位片可见桡骨远端骨折片，有明显的

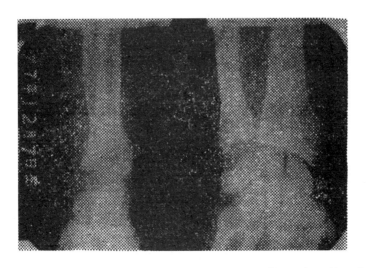

图 7 - 64　X 线片示经手法整复后，对位对线良好（正侧位片 1977 年 12 月 7 日）

背侧移位（图 7 - 65）。

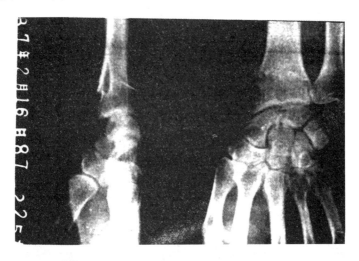

图 7 - 65　X 线片示左腕关节正侧位片，可见桡骨远端有一横行骨折线，侧位片可见桡骨骨折
远端的背侧明显移位（正侧位片 1987 年 2 月 16 日）。

［诊断］左侧桡骨远端伸直型骨折（Colles 骨折）。

［整复手法］让患者仰卧于治疗床上，助手双手握住伤肢肘部，术者双手握住伤肢手掌大小鱼际，两拇指按于桡骨远端背面，先与助手做对抗牵引，在用力牵引的状态下，再做伤肢腕关节的背伸活动，同时术者两拇指加大力度向下按压腕部之伤肢桡骨远端，当触及骨擦音弹响声，再做腕关节的掌屈活动（图 7 - 66），直至腕背平复，即已复位，然后用夹有钢丝网的纸板，包扎固定。

［治疗效果］经手法整复后，包扎固定，再拍 X 线片复查，可见其对位对线良

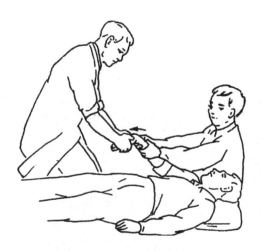

图 7 – 66　再做腕关节的掌屈活动

好，达到解剖复位标准（图 7 – 67）。每周复查一次，4 周后拆除固定，恢复正常活动功能。

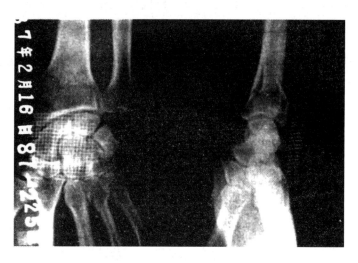

图 7 – 67　X 线片示左腕关节正侧位片，经手法整复后，可见桡骨远端骨折处对位
对线良好，已达到解剖复位（正侧位片）

九、桡骨远端屈曲型骨折（Smith 骨折）

例 16　程某，男，19 岁。

［病史］患者于 1972 年 7 月 28 日，摔伤左侧腕部，局部肿胀疼痛，并有明显畸形，活动功能丧失。在某医院经 X 线拍片检查发现桡骨远端骨折，于 7 月 29 日转来我院治疗。

[检查] 左侧腕部肿胀畸形，并有局限性压痛。阅 X 线片发现左侧桡骨远端有一横行骨折线，远断端向掌侧移位，从正位片可见略向桡侧移位（图 7 - 68）。

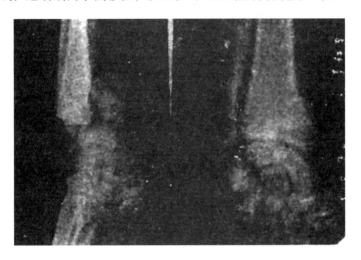

图 7 - 68　X 线片示左侧桡骨远端骨折，掌侧移位，整复前情况（正侧位片）

[诊断] 左侧桡骨远端屈曲型骨折（Smith 骨折）。

[整复手法] 让患者取坐位，予以局部麻醉。术者握住伤肢腕部及四指做摇腕活动和分筋理筋（方法同 Colles 骨折）。然后术者将伤肢提起呈举手位，助手双手握住伤肢前臂远端固定，术者双手握住前臂远端（指骨折近端），双手拇指用力顶住腕部掌侧（远端骨折段），用力推顶，即可复位（图 7 - 69）。

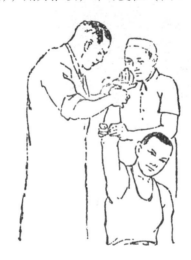

图 7 - 69　X 线片示助手握住伤肢前臂近端，术者双手握住前臂远端，双拇指顶住骨折远端用力推顶

[治疗效果] 经手法整复后复查，对位对线尚可（图 7 - 70），用小夹板包扎固定。愈合后功能恢复正常。

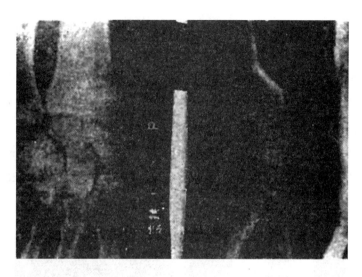

图 7 –70　X 线片示左侧桡骨远端骨折，掌侧移位，整复后复位情况（正侧位片）

例 17　曹某，男，33 岁。

［病史］患者于 1987 年 6 月 15 日，跑步时不慎跌倒，向左侧倾斜，左手先着地，挫伤腕部，红肿疼痛，5 日不消，拍 X 线片疑骨折，于 6 月 20 日来我科就诊。

［检查］患者左腕红肿疼痛，腕部增厚，掌屈受限，丧失活动功能。X 线正位片可见桡骨远端有一纵行和一斜行不规则之骨折线，在关节面处交叉，促使桡骨头横向增宽；侧位片可见一斜行骨折线，断端掌侧移位，使腕关节向外增宽（图 7 –71）。

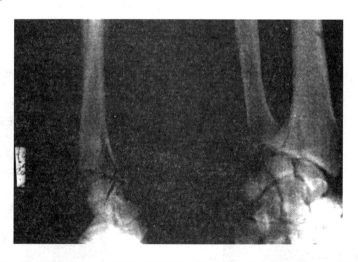

图 7 –71　X 线片示桡骨远端有数条纵行斜行骨折线，桡骨远端骨折片向掌侧移位，
可见腕部增厚增宽（正侧位片）

［诊断］左侧桡骨远端屈曲型骨折（Smith 骨折）。

[整复手法] 患者仰卧于治疗床上，助手双手握住伤肢肘部，术者一手握住伤肢腕部，另一手握住伤肢掌部，与助手做对抗牵引，在牵引作用力下，反复做腕关节的掌屈、背伸活动和反复摇腕活动，同时，握住手腕之手加大力度握紧腕部之桡骨远端骨折之处，促使其逐渐紧缩而复位。当触及骨擦音，即说明已复位。包扎固定后，嘱其拍X线片复查。

[治疗效果] 经手法整复后，疼痛减轻，复拍X线片可见其骨折线缝隙变窄，对位对线良好（图7-72）。每周复查一次，7月1日复查，腕关节活动已基本恢复正常（图7-73、7-74）。

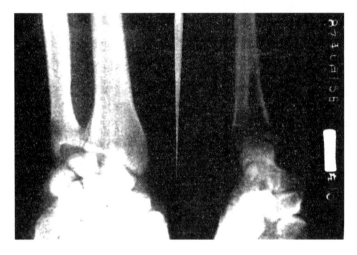

图7-72 X线片示经手法整复后，对位对线良好，骨折间隙变窄，
骨折线已模糊不清（正侧位片）

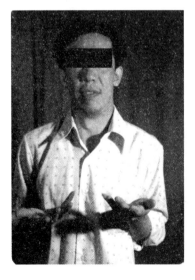

图7-73 左腕内翻正常

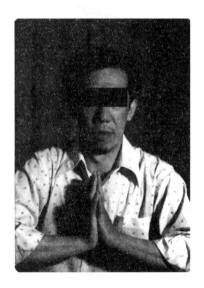

图7-74 左腕对掌正常

40 天后随访，左腕关节活动功能均已恢复正常。

例 18 王某，男，40 岁。

［病史］患者于 1987 年 2 月 6 日，因天冷发动汽车时被摇把反弹打伤左手腕部，红肿疼痛，不能活动，经 X 线拍片检查发现左桡骨远端骨折，经治疗 3 ~ 4 周无效，于 3 月 5 日来我科求治。

［检查］患者左腕仍有肿胀增厚，腕部压痛明显，活动受限。阅带来的 X 线片正位片上可见桡骨远端有一斜形骨折线，由桡侧通向腕关节面中央部，尺桡下关节间隙增宽；侧位片上可见桡骨远端劈裂，有一纵行骨折线，骨折远端向掌侧移位，尺骨远端向背侧翘起（图 7 - 75）。

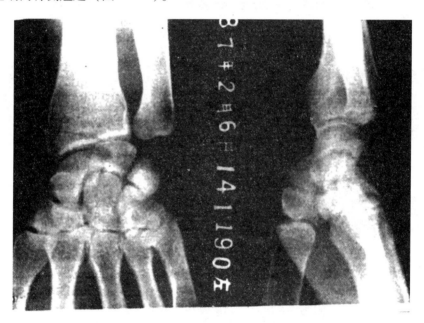

图 7 - 75　X 线片示正位片见桡骨远端斜形骨折线通向关节面，尺桡下关节间隙增宽；
侧位片可见尺骨小头向背侧翘起（正侧位片）

［诊断］左侧桡骨远端屈曲型骨折（Smith 骨折），合并下尺桡关节分离。

［整复手法］同例 17，经一次手法整复后即有所好转，又进行了两次手法整复后，于 3 月 5 日再次整复后经 X 线拍片复查，可见桡骨远端骨折线已趋模糊，尺桡下关节分离也有明显好转（图 7 - 76）。

［治疗效果］经手法整复后，左腕肿胀逐渐消退，疼痛减轻，活动功能逐渐恢复。半年后追访，左腕活动功能恢复正常（图 7 - 77、7 - 78、7 - 79）。腕关节内收掌屈，内翻旋移，双手对掌，均已达到正常。

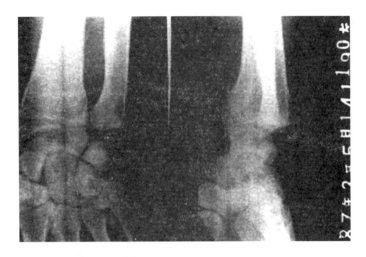

图7-76　X线片示左腕关节正侧位片，经手法整复后，对位对线良好（正侧位片）

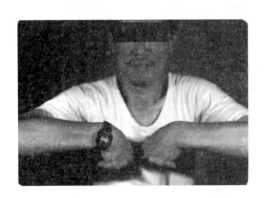

图7-77　左腕内屈正常

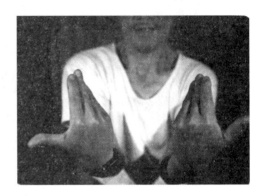

图7-78　左腕内翻正常

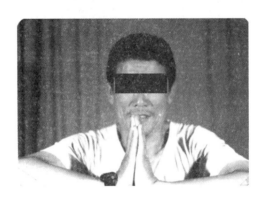

图7-79　左腕对掌正常

例19　程某，男，19岁。

［病史］患者于1981年7月29日，摔伤左侧腕部，局部肿胀疼痛，并有明显畸形，活动功能丧失。7月30日转来我院治疗。

［检查］左侧腕部肿胀畸形，并有局限性压痛。经阅 X 线片发现左侧桡骨远端有一横行骨折线，断端向掌侧移位，从正位片可见略向桡侧移位（图 7 - 80）。

［诊断］左侧桡骨远端屈曲型骨折（Smith 骨折）。

［整复手法］整复手法同例 18。

［治疗效果］经手法整复后复查，对位对线尚可。用小夹板包扎固定。愈合后功能恢复正常（图 7 - 81）。

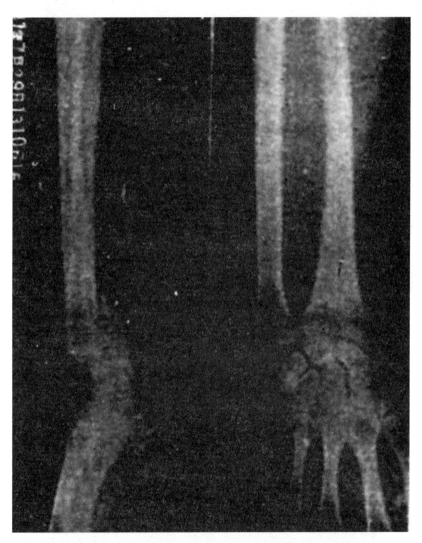

图 7 - 80　X 线片示左侧桡骨远端骨折，向掌侧移位合并尺骨茎突骨折，整复前移位情况（正侧位片）

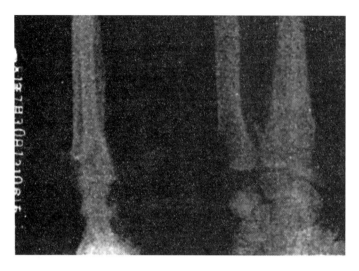

图 7 −81　X 线片示经手法整复后，对位对线良好（正侧位片）

十、腕关节复杂性骨折

例 20　王某，男，21 岁。

［病史］患者于 1967 年 8 月 22 日，不慎跌倒，摔伤左手腕部，局部肿疼，活动功能丧失。曾经东郊某医生诊治，整复未能成功，于 8 月 24 日来我院求治。

［检查］左侧腕部局部肿胀，触痛明显，并有畸形，活动功能丧失。经 X 线拍片检查发现左侧尺桡骨茎突均有骨折，并有轻度移位；舟状骨骨折分离移位，其两块骨折端一块移向背侧，另一块卡于关节腔内；月状骨脱位，移向掌侧（图 7 −82）。

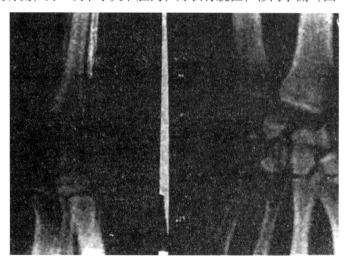

图 7 −82　X 线片示左侧尺桡骨茎突骨折，舟状骨骨折，合并月骨脱位，整复前移位情况（正侧位片）

［诊断］左侧尺桡骨茎突骨折，舟骨骨折，合并月骨脱位。

［整复手法］让患者取坐位，予以局部麻醉。助手双手握住伤肢前臂，术者双手握住伤肢手掌进行对抗牵引，同时双手拇指点揉腕部背侧筋腱（图7－83），然后再做掌屈与背伸活动（图7－84）。再做内收（桡偏）和外展（尺偏）活动（图7－85），最后做向内摇腕活动（图7－86）和向外摇腕活动（图7－87）。如此反复活动数次，一般即可复位。

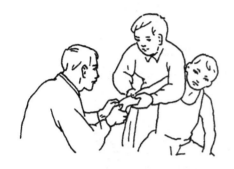

图7－83　术者与助手做对抗牵引，同时用
　　　　　双手拇指点揉腕背部

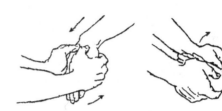

图7－84　做掌屈和背伸活动

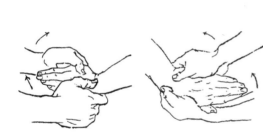

图7－85　做内收和外展活动

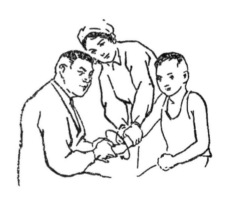

图7－86　做向内摇腕活动

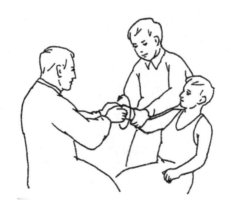

图7－87　做向外摇腕活动

［治疗效果］经手法整复后复查，左侧腕部各骨复位，各骨折对位良好（图7－88）。愈合后，活动功能恢复正常。

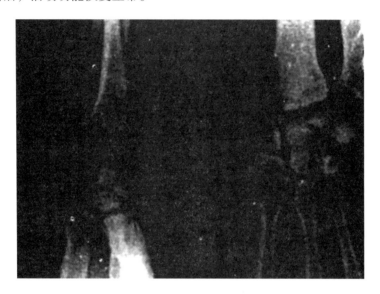

图7－88　X线片示整复后左腕部各骨复位，骨折对位良好（正侧位片）

例21　曹某，男，39岁。

［病史］患者于1978年11月18日，因车祸撞伤右手腕部，肿胀疼痛，丧失活动功能。于11月20日转来我院求治。

［检查］右手腕部局部肿胀，触痛，畸形。经X线拍片检查发现右侧尺桡骨远端粉碎性骨折，合并尺骨茎突骨折，以及舟骨头骨折。桡骨远端之碎骨片和舟骨头处之骨片均向远端移位（图7－89）。

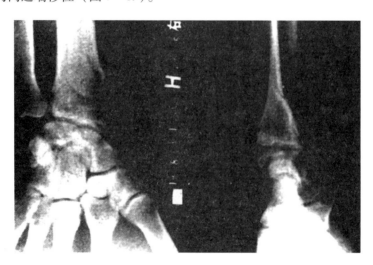

图7－89　X线片示右侧桡骨远端粉碎性骨折，合并尺骨茎突及舟骨头骨折，整复前移位情况（正侧位片）

［诊断］右侧桡骨远端粉碎性骨折，合并尺骨茎突及舟骨头骨折。

［整复手法］同例20。

［治疗效果］经用以上手法整复后复查，对位对线良好，用小夹板包扎固定。1周后复查，对位对线良好（图7-90）。1年4个月后复查，腕周各骨折线消失，愈合良好，活动功能恢复正常（图7-91）。

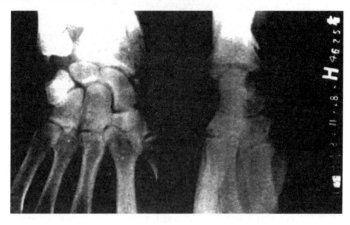

图7-90 X线片示整复1周后复查，对位对线良好（正侧位片）

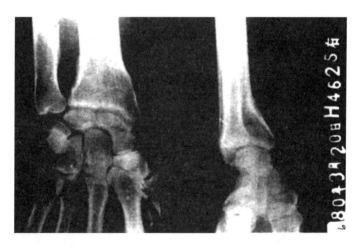

图7-91 X线片示1年4个月后复查，愈合良好（正侧位片）

十一、掌骨骨折

例22 李某，男，18岁。

［病史］患者于1979年12月7日，不慎跌伤右手。当时局部肿胀，拇指活动功能障碍。

［检查］右手第一掌骨周围肿胀，第一掌骨基底部压痛明显，拇指伸屈受限。经X线拍片检查发现右侧第一掌骨基底部（相当于骱线处），横行完全性骨折，且见分离小骨片，远断端向外侧移位（图7-92）。

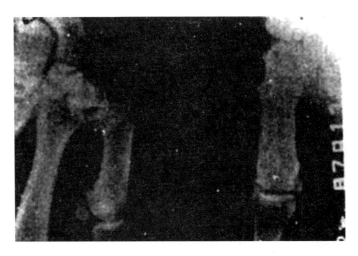

图7-92　X线片示右手第一掌骨基底部横断骨折，并有分离小骨片，远断端向外侧移位（正侧位片）

［诊断］右手第一掌骨基底部骨折（Bennett骨折）。

［整复手法］让患者取坐位，予以局部麻醉。术者握住伤肢四指，另一手捏揉局部及腕部，进行分筋理筋（图7-93），然后一手握住腕部固定，另一手嵌住拇指进行牵引（图7-94），再进行向内和向外旋转摇指活动（图7-95），最后一手握住腕部，另一手握住拇指，双手拇指抵于骨折远端外侧，用力向内推顶（图7-96），一般即可复位。

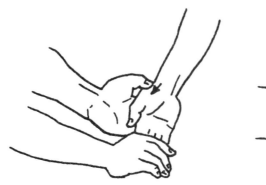

图7-93　捏揉腕部及骨折周围，分筋理筋

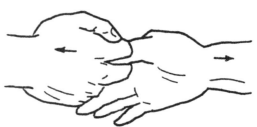

图7-94　一手嵌住伤肢拇指做对抗牵引

［治疗效果］经手法整复后，对位对线良好。1个月后复查，右侧第一掌骨基底部骨折线已模糊不清，对位对线良好，已有骨痂形成（图7-97）。进行功能锻炼，

愈合后活动功能恢复正常。

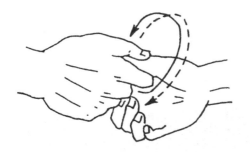

图7－95　做向内和向外摇指活动

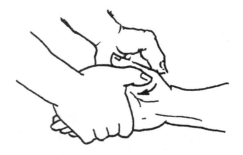

图7－96　双手拇指抵于骨折远端向内侧推顶

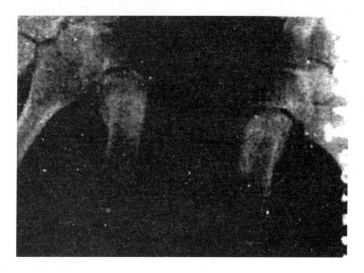

图7－97　X线片示右侧第一掌骨基底部骨折，整复1个月后复查，骨折线已模糊不清，对位对线良好（正侧位片）

十二、股骨髁上骨折

例23　张某，男，16岁。

［病史］患者于1972年4月22日下午2时多，在运动会上参加跳远时，不慎跌伤左腿，当时剧痛，不能站立，遂送来我院求治。

［检查］左膝关节明显肿胀畸形，并有异常活动和骨擦音，丧失活动功能。经X线拍片检查发现左侧股骨远端髁上可见一横行骨折线，并有明显重叠移位和旋转及侧方移位（图7－98、7－99）。

［诊断］左侧股骨髁上骨折，并有重叠旋转及侧方移位。

［整复手法］患者取侧卧位，伤肢在上呈屈曲位，必要时予以腰麻或局麻。助

手甲双手握住患者大腿上段固定，助手乙握住小腿下段，使膝关节屈曲至60°左右，稍用力牵引。术者双手捏揉大腿下段肌肉筋腱，分筋理筋。然后一手把住骨折近端，向怀内用力拉，另一手同时推顶膝关节处（骨折远端），向外用力推顶（图7-100），当触及骨擦音后，一般即可复位。如有侧方移位，再将患者慢慢移至仰卧位，两助手稍用力牵引，术者双手掌放于骨折处两侧用力挤压，即可复位（图7-101）。

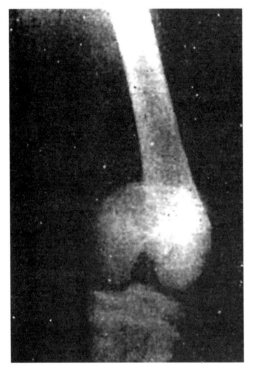

图7-98 X线片示左侧股骨髁上横断骨折，并有重叠旋转及侧方移位，整复前移位情况（正位片）

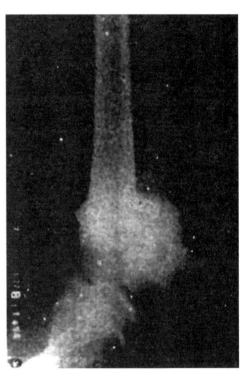

图7-99 X线片示左侧股骨髁上横断骨折，并有重叠旋转及侧方移位，整复前情况（侧位片）

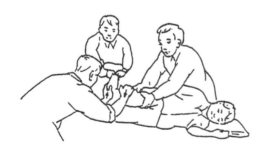

图7-100 术者一手向前拉骨折近端，另一手用力推顶骨折远端

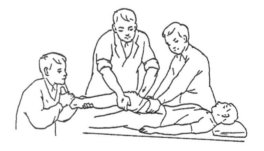

图7-101 术者两手掌分别按于骨折处两侧，用力挤压

[治疗效果] 经手法整复后复查，对位对线良好（图7-102、7-103）。用小夹板包扎固定。收住院观察，至5月31日出院，已有骨痂形成。随后来门诊按摩治

疗，帮助恢复功能。愈合后功能恢复正常，活动自如。半年后 X 线复查愈合良好（图 7 - 104）。

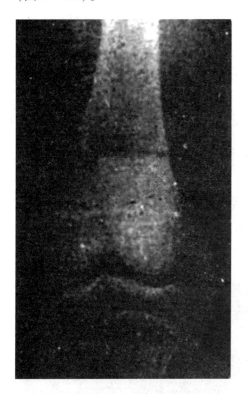 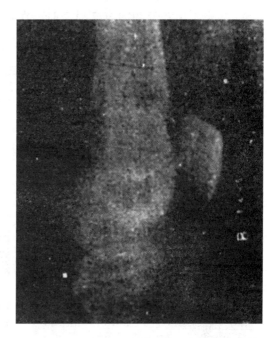

图 7 - 102 X 线片示左股骨髁上骨折，经手法整复后，对位对线良好（正位片）

图 7 - 103 X 线片示左股骨髁上骨折，整复后，对位对线良好（侧位片）

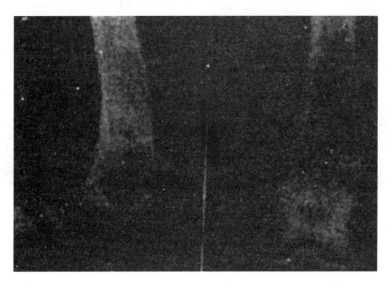

图 7 - 104 X 线片示左侧股骨髁上骨折，整复半年后复查愈合情况（正侧位片）

十三、股骨下端干骺分离

例24 陈某，男，14岁。

[病史] 患者于1969年7月7日，在6m高处被高压电击伤后跌下，昏迷约半小时，曾送某县医院，后转北京治疗。

[检查] 左侧膝关节明显肿胀畸形，触痛明显。全身有数处灼伤及擦皮伤。经X线拍片检查发现左侧股骨下端沿骨骺线处横断骨折，远端骨骺与骨干完全分离，向胫骨前上方移位，并略向胫侧移位。

经清创缝合，收入院进行左下肢骨牵引。至7月12日，X线拍片复查左侧股骨下端干骺分离情况同前（图7-105、图7-106）。于7月19日除去骨牵引，进行手法整复。

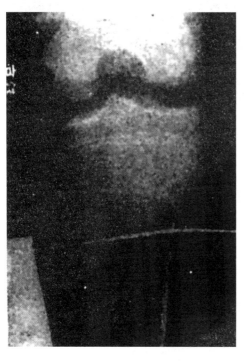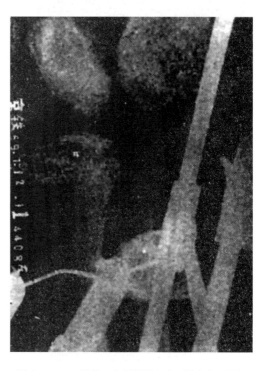

图7-105　X线片示左侧股骨远端干骺分离，骨折端向胫侧移位，并向胫前上方旋转移位（正侧位片）　　图7-106　X线片示左侧股骨远端干骺分离，骨折远端向胫前上方旋转移位（正侧位片）

[诊断] 左侧股骨远端干骺分离（完全性）。

[整复手法] 同例23。

[治疗效果] 经手法整复后，对位对线良好，采用石膏托包扎固定。至8月7

日进行 X 线拍片复查，骨折对位对线良好，骨折线已趋模糊，并有骨痂形成（图 7 – 107、7 – 108）。愈合后功能恢复正常，运动自如。

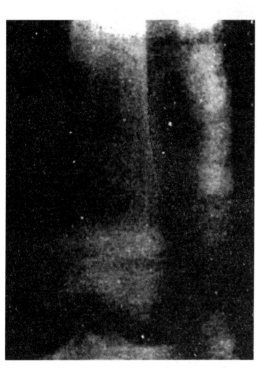 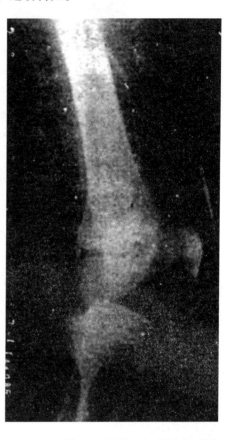

图 7 – 107　X 线片示左侧股骨远端干骺分离，整复后第 3 周复查，骨折线模糊不清，已有骨痂形成，对位对线良好（正位片）　　图 7 – 108　X 线片示左侧股骨远端干骺分离，整复后第 3 周复查，对位对线良好，骨折线模糊不清，已有骨痂形成（侧位片）

十四、胫腓骨下段长斜形骨折

例 25　安某，男，14 岁。

［病史］患者于 1975 年 3 月 30 日傍晚 5 时许，因与人摔跤，不慎摔伤右腿，当即疼痛不能站立。遂送来我院诊治。

［检查］右侧小腿下段肿胀畸形，触痛明显，并有骨擦音，经 X 线拍片检查发现右侧胫腓骨下段各有一长斜形骨折线，胫骨下端干骺分离，其骨折远端向内后方移位；腓骨骨折处有一骨折碎片向外下方移位（图 7 – 109）。

［诊断］右侧胫腓骨下段长斜形粉碎性骨折，合并胫骨下端干骺分离。

［整复手法］让患者取仰卧位，予以腰麻或局麻。助手甲握住伤肢膝关节，助

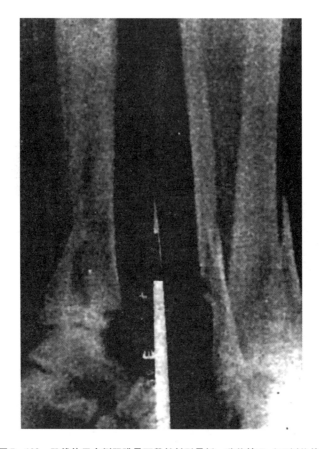

图7-109　X线片示右侧胫腓骨下段长斜形骨折，移位情况（正侧位片）

手乙双手握住足踝部，做对抗牵引。术者双手进行捏揉肌肉筋腱，分筋理筋，然后进行拿正骨折移位。尤其对胫骨的对位对线，一定要矫正好（图7-110），注意要使其踝关节的活动轴线在同一平行轴线上。

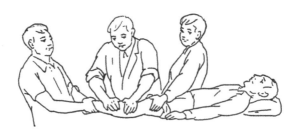

图7-110　胫腓骨折整复手法

[治疗效果] 经手法整复后复查，对位对线良好，用小夹板固定，当即收入院，卧床休息。1周后出院回家休养。2个月后X线拍片复查，对位对线良好，骨折线已趋模糊不清，并有骨痂形成（图7-111）。4个月后X线拍片复查，见骨折愈合良好（图7-112），已恢复正常活动功能。

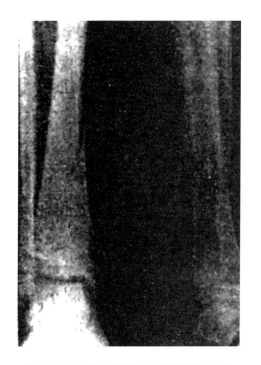

图7-111 X线片示整复2个月后复查，对位
对线良好，骨折线已模糊不清，并有骨痂
形成（正侧位片）

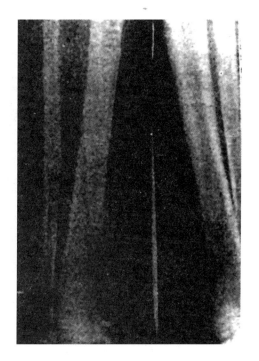

图7-112 X线片示4个月后复查，骨折
愈合良好（正侧位片）

十五、跖骨骨折，合并跖趾关节脱位

例26 温某，男，50岁。

[病史] 患者于1970年4月1日下午下班后，右足不慎被车轮挤伤，当时到某医院急诊，给予石膏固定，回家休息，几日来疼痛剧烈，不能走路。于4月7日来我院求治。

[检查] 除去右足石膏托固定，发现右小腿明显肿胀充血，尤以足部为重，表现有3处瘀血，踝关节及跖趾关节活动均受限。经X线检查发现右足第二跖骨远端有一横行骨折线，跖骨远端向掌侧成角移位；第3、4跖趾关节脱位，跖骨远端移向掌内侧；骰状骨外下方及第1楔状骨外下方有碎骨片脱落（图7-113）。

[诊断] 右足第二跖骨颈横断骨折，右足骰骨及第一楔骨骨折，合并右足第3、4跖趾关节脱位。

[整复手法] 让患者取仰卧位或坐位，予以局部麻醉。使伤肢微屈，助手双手握住伤肢踝部，术者一手握住第2、3、4足趾，另一手捏揉足部筋腱肌肉，进行分筋理筋，予以拿正（图7-114），如移位严重不好矫正时，可用向掌侧折顶法，予

以矫正（图7－115）。最后用摇趾法，逐个旋摇五趾（图7－116）。

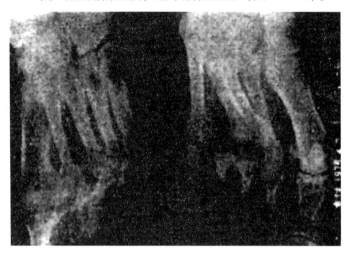

图7－113　X线片示右足第二跖骨颈骨折，合并骰状骨及第1楔骨碎片骨折，以及
第3、4跖趾关节脱位，整复前移位情况（正侧位片）

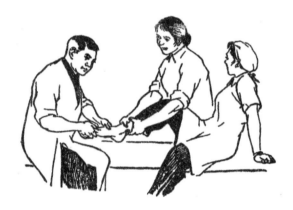

图7－114　术者一手握住足趾，另一手捏揉足背筋腱肌肉，分筋理筋

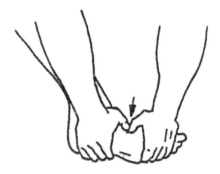

图7－115　用向掌侧折顶法，矫正跖骨
骨折之移位

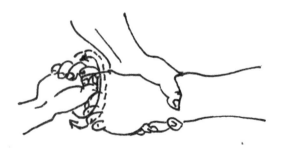

图7－116　用摇趾法，逐个旋摇五趾，可促使
骨折及脱位复位

[治疗效果] 刚入院时以消炎治疗，待肿胀消退后再处理骨折脱位。于4月10日，在腰麻下进行手法整复，手法如上所述。整复复位后，予以石膏托包扎固定。至4月14日X线拍片复查比较满意，骨折脱位均已复位，对位对线良好（图7-117）。于4月23日出院回家休养，定期来院复查。于1975年1月随访，骨折脱位愈合后，活动功能恢复正常。X线拍片复查，愈合良好（图7-118）、

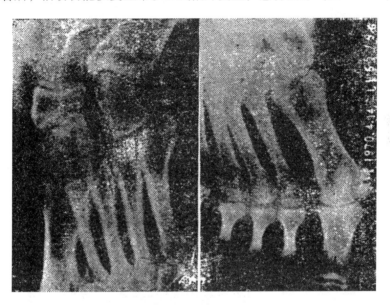

图7-117 X线片示经手法整复后第4天复查，骨折及脱位对位对线良好（正侧位片）

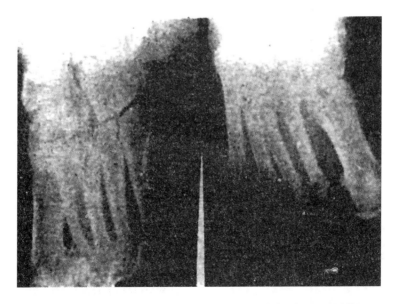

图7-118 X线片示5年后追访复查，骨折脱位，愈合良好（正侧位片）

十六、第五跖骨基底骨折

例 27 刘某，男，48 岁。

[病史] 患者于 1988 年 2 月 21 日，走路过急下台阶时不慎扭伤左足，红肿疼痛，行走疼痛加重。

[检查] 患者左足外侧红肿疼痛。第五跖骨基底尾部压痛明显。X 线片可见左足第五跖骨基底尾部有一撕脱性碎骨片（图 7－119）。

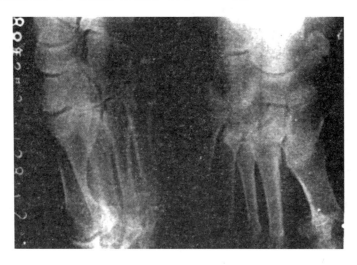

图 7－119　X 线片示左足斜位片，可见第五跖骨基底尾部撕脱性游离碎骨片（斜位片）

[诊断] 左足第五跖骨基底尾部撕脱性骨折。

[整复手法] 一般撕脱性骨折无须整复，只包扎固定限制活动，促其局部肿胀消失，碎骨片吸收，即可治愈。若在基底干骺端骨折，合并分离移位时，可用拇指推按其分离移位之骨折片，促其复位（图 7－120）。

[治疗效果] 经过包扎制动 1 个月后，即可逐渐恢复正常活动。于 3 月 26 日拍 X 线片复查可见撕脱之碎骨片，已明显吸收缩小（图 7－121）。

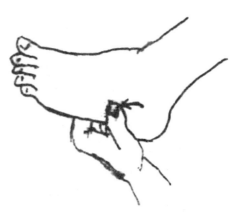

图 7－120　用拇指推按分离的碎骨片

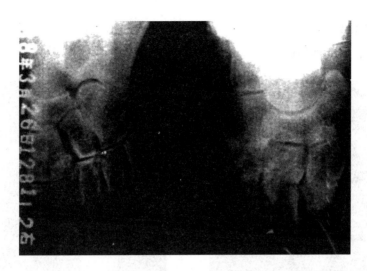

图7-121　X线片示左足斜位片，可见第五跖骨基底部的碎骨片已吸收缩小（斜位片）

十七、腰椎压缩性骨折

例28　贺某，男，32岁。

［病史］患者于1980年1月2日，在运送钢材时被砸伤腰背部，随即引起双下肢瘫痪而卧床不起。经某县医院检查诊为腰椎骨折并发双下肢瘫痪，经治疗无效，而于1月28日转来我院求治。

［检查］患者被抬卧于治疗床上，两下肢肌肉松弛萎缩，肌弹力张力均下降，活动功能丧失，深层感觉迟钝，提睾反射消失，膝腱反射消失，巴宾斯基征阳性，双下肢不可抬举，不可伸屈，X线正位片可见腰椎1、2影像模糊不清，似有增宽现象，腰1棘突偏移（图7-122）；

侧位片可见腰1椎体呈现"楔形"改变，前窄后宽，并向后方突移，腰椎1、2椎体间隙消失，合并有椎弓椎板劈裂，脊髓严重受到挤压（图7-123）。

［诊断］第1腰椎压缩性骨折，合并腰1、2椎弓劈裂，并发不全瘫。

［整复手法］经检查确诊后，反复读片，依据病情研究治疗方案。采取相应的手法治疗，首先要减轻对脊髓的压迫现象。将患者翻身全俯卧位，术者先用双手按揉法，反复按揉脊柱两侧肌肉，以缓解其痉挛，促使其肌肉放松。再让两助手，一名助手双手分别扒住患者双肩窝，另一名助手双手握住患者双踝，同时协同用力，做对抗牵引，在牵引力作用下，术者再用双手反复揉按脊柱两侧肌肉，以促使其再度放松，然后用双拳掖压法，反复掖压脊柱两侧肌肉3~5遍，在腰1脊柱两侧，重

度用寸劲按压数下，以促使其腰 1 椎体向前复位（图 7 - 124），从而缓解其对脊髓的压迫症状，则病情当即得到明显好转。

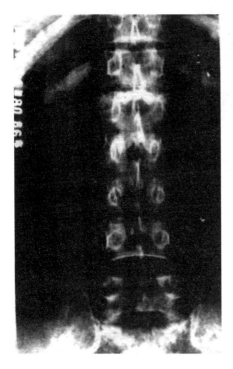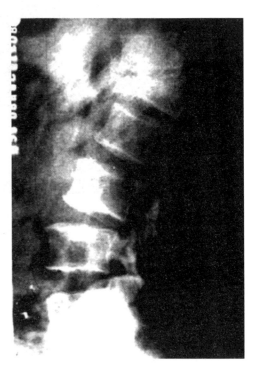

图 7 - 122　X 线片示腰椎正位片可见腰椎 1、2 椎体影像模糊不清，并有增宽，椎间隙变窄，腰 1 棘突偏移（正位片）

图 7 - 123　X 线片示腰椎侧位片可见腰 1 椎体呈"楔形"改变并向后突，合并有椎弓椎板劈裂，脊髓受压（侧位片）

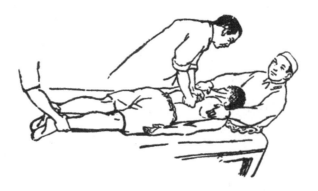

图 7 - 124　两助手做对抗牵引，术者用双拳滚脊柱两侧

［治疗效果］经过手法治疗 1 次，患者随即便可坐起，休息片刻后，即可下地拄拐行走。每日治疗 1 次，10 次后恢复自然行走，治疗月余而出院。

十八、第五骶骨骨折

例29 郑某，女，48岁。

[病史] 患者于1987年6月26日骑车摔倒，臀部着地，挫伤尾骶部，少腹及肛周不适，常有便意，已数日。于7月2日转来我院求治。

[检查] 患者尾骶关节处压痛明显，并有下陷之感。经X线拍片检查，可见第五骶骨骨折，且合并有远端向内侧移位（图7-125）。因患者体胖，故X线片清晰度较差，但隐约可见其骨折线及其移位情况。

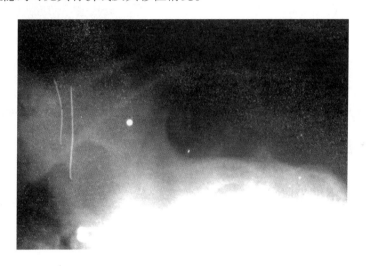

图7-125 X线片示尾骶部侧位片，可见第五骶骨骨折，并向内侧移位（侧位片）

[诊断] 第五骶骨骨折（向内移位）。

[整复手法] 让患者采取膝胸跪卧式，趴在治疗床头上，脱下裤子暴露出肛门。术者需一位女护士陪同，中指戴上肛诊指套（或手术用的塑胶手套）蘸上凡士林，伸入患者肛门中，用力向上托举骨折远端，使其去找近端后，再向前推按，促使其嵌插牢固而复位（图7-126）。然后用1寸宽、2寸长的胶布条3根，先用一条一半贴于肛门上方，用力向上方牵拉，沿臀沟贴牢，1

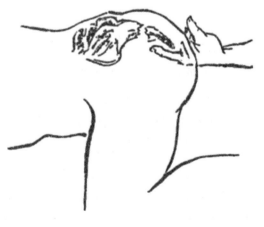

图7-126 肛内复位法

周后再用同样方法将另外两条胶布，粘贴于肛门两侧固定，1 周后再做一次，一般两次即可治愈。1 个月后拍 X 线片复查，对位对线良好，骨折线已趋模糊，似有骨痂形成（图 7 – 127）。

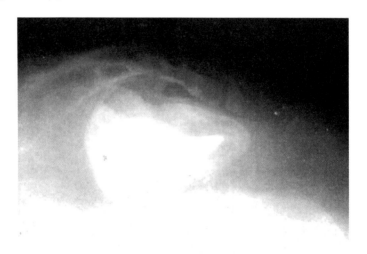

图 7 – 127　X 线片示尾骶部侧位片，1 个月后复查可见骨折线已趋模糊，对位良好，似有骨痂形成（侧位片）

［治疗效果］整复后患者即感轻松，随之便意消失，1 个月后复查一切正常。

十九、寰枢椎半脱位

例 30　张某，女，32 岁。

［病史］患者于 1976 年 5 月 22 日，从吊车跌落挫伤头颈部，继而出现头痛头晕恶心，走路不稳，转来我科治疗。

［检查］患者神情呆滞，颈椎右侧风池穴处压痛明显，并可触及筋腱结节，颈椎活动受限，摇头时头晕加重。X 线拍片检查：

张口位片可见寰齿关节间隙两侧不对称，左宽（约 3mm）右窄（约 2mm），齿突轴线不能垂直平分寰椎下关节突两侧最外缘之连线（图 7 – 128）；

颈椎侧位片可见寰齿前关节间隙增宽超过 2mm，颈椎生理前突消失，并呈反弓性前屈，其中颈 4、5 椎体呈现前窄后宽，似有压缩迹象，颈 2 椎体略向前倾（图 7 – 129）。

［诊断］寰枢椎半脱位。

［整复手法］患者端坐于治疗凳上，术者先用颈部拿揉法，反复拿揉风池穴、天柱穴和颈部两侧肌肉，手法要由轻逐渐加重（图 7 – 130）。再用拇指点揉法，反复点揉颈后风池穴、天柱穴，对其痉挛结节处要用力点揉，促使其逐渐缓解（图 7 – 131）。再点揉风府穴、哑门穴等，并用力向前推顶（图 7 – 132）。然后双手

捧着患者的头部，向上端提牵拉，同时反复做前屈、后伸、左右侧屈和左右旋转活动（图7－133）。再用摇颈法做颈部旋摇活动（图7－134），向左右各摇数圈。最后用拍打法，拍打颈肩左右侧线（图7－135）。

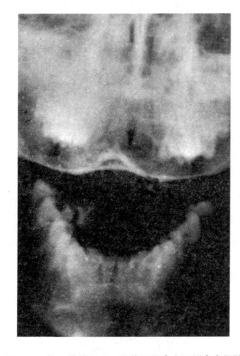

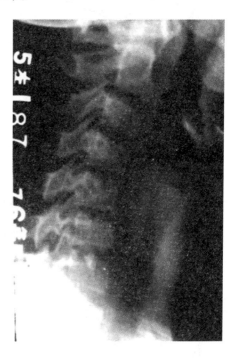

图7－128　X线片示开口位片可见齿突两侧寰齿间隙不对称，左宽（约3mm）右窄（约2mm），齿突轴线不能垂直平分寰椎下关节突之连线（张口位片）

图7－129　X线片示侧位片可见寰齿前间隙略宽，颈椎生理前突消失，呈反弓状前屈，颈4、5椎体前窄后宽似有压缩迹象（侧位片）

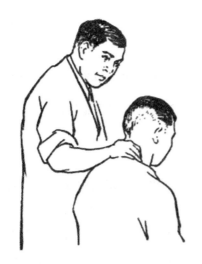

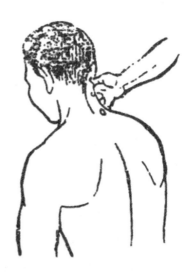

图7－130　拿揉颈后风池穴、天柱穴及颈部两侧肌肉

图7－131　用拇指点揉颈后风池穴、天柱穴

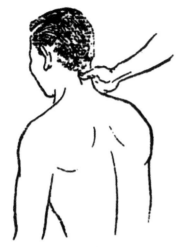

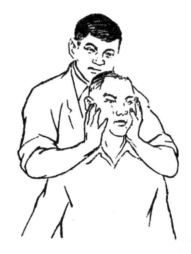

图7－132　用拇指点揉风府穴、哑门穴等　　　图7－133　双手捧头端提牵拉，做前屈后伸和左右旋转活动

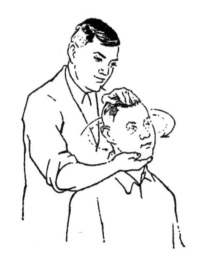

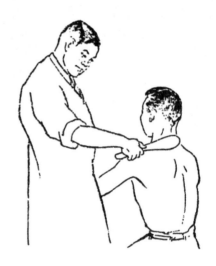

图7－134　用摇颈法充分活动颈部各关节　　　图7－135　用拍打法拍打颈肩左右侧线

［治疗效果］经用上述手法治疗，每日1次，3次后即有明显好转，10次后症状消失，而恢复正常。

例31　王某，女，18岁。

［病史］患者于1977年1月，因煤气中毒昏迷，经某医院抢救恢复后，遗留有头痛、头晕、健忘等症状。同年6月骑自行车去某医院看病途中，突感头晕加重，自车上跌下，摔伤头颈部，当时即感头颈部疼痛、头昏、耳鸣，并有复视现象。经当地医院诊治，头昏、耳鸣、复视现象均有好转，但头颈部疼痛久治不愈。头歪向右侧，不可转动，颈部强硬，动则痛重，一直未能确诊。逐渐出现右臂麻木疼痛，肌肉轻度萎缩，手指屈伸不利，握拳不能伸开，不能持重，虽经多方治疗不能奏效。

1978年3月来北京治疗，3月17日经某医院检查后确诊为寰枢椎半脱位，并建议收入院进行手术治疗，因患者及家属均不同意而未做手术。3月25日求治于某医院，经检查诊断同上，建议佩戴颈托辅助治疗，患者也未同意，4月3日经友人介绍来我院求治。

［检查］一般情况尚好，头颈部向右侧倾斜，活动明显受限，前屈、后伸、左右侧屈和旋转活动的范围很小，被动活动则疼痛难忍。右侧颈后肌肉有明显的压痛，尤以风池穴处为重，并可扪及条索状痉挛结节，双侧上肢均感麻木疼痛，并有轻度肌肉萎缩，右侧重于左侧。重阅其带来的X线片。

第一片：于1977年10月20日在广州某医院拍摄开口位X线片，可见齿突轴线与寰椎轴线下重叠，齿突轴线略偏向左侧，齿突两旁关节间隙不对称，右（约4.5mm）大于左（约3.5mm），齿突轴线不能垂直平分寰椎下关节两侧最外缘的连线。寰椎下关节两侧最外缘的连线，与枢椎上关节两侧最外缘的连线不平行，在右侧相交（图7-136）。

第二、三片：分别是1978年3月17日在北京某医院拍摄的侧位片及开口位片。

侧位片：可见寰齿间隙扩大，约为3mm。寰齿线大于寰枕线的1/3（图7-137）。

开口位片：可见寰椎明显向下方倾斜。齿突轴线与寰椎轴线不重叠，齿突轴线明显向右偏移。齿突两旁关节间隙不对称，显著的左（约5.5mm）大于右（约2.5mm）。齿突轴线不能垂直平分寰椎下关节两侧最外缘的连线。寰椎下关节两侧最外缘连线与枢椎上关节两侧最外缘的连线不平行，而相交于左侧（图7-138）。

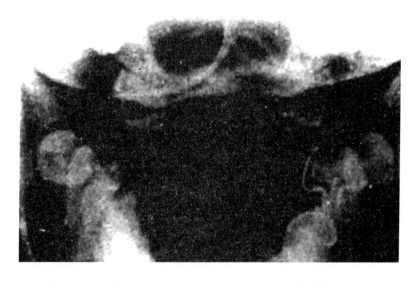

图7-136　X线片示于1977年10月20日，在广州某医院拍摄开口位片

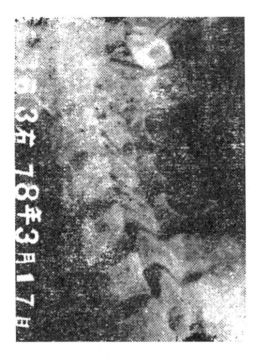
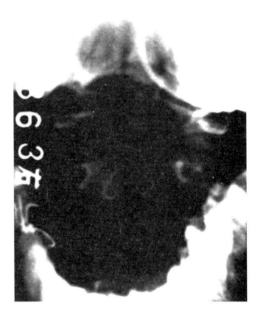

图 7-137　X 线片示于 1978 年 3 月 17 日在北京某医院拍摄颈椎侧位片

图 7-138　X 线片示于 1978 年 3 月 17 日在北京某医院拍摄开口位片

[诊断] 寰枢椎半脱位。

[整复手法] 患者端坐于治疗凳上，术者用颈部拿揉法，反复拿揉颈部两侧肌肉韧带，再用拇指点揉法，反复点揉风池穴、天柱穴等，对其颈部肌肉处的痉挛结节进行重点点揉，以促使其缓解，再点揉风府穴、哑门穴等。然后用双手抱住患者两腮，用力端提牵拉颈椎，在牵引状态下进行反复前屈、后伸、左右摆动。再换成一手托住下颌，另一手托住头枕部，在端提牵拉状态下，做反复摇颈旋转活动，必要时可用突然寸劲扳动颈椎，促使其发生弹响，用以缓解肌肉筋腱之粘连痉挛等症状。

[治疗效果] 经用上述手法治疗 3 次后，疼痛明显减轻，颈部可以做轻度活动。治疗 9 次后，颈部疼痛消失，颈部各种活动灵活自如。于 5 月 3 日拍片复查均已恢复正常。

侧位片：可见寰齿间隙缩小，约为 2mm。寰齿线约为寰枕线的 1/3（图 7-139）。

开口位片：可见寰枢椎位置已恢复正常，齿突轴线与寰椎轴线基本重叠。齿突两旁关节间隙已对称，均约为 4mm。齿突轴线基本垂直平分寰椎下关节两侧最外缘的连线。寰椎下关节两侧最外缘连线与枢椎上关节两侧最外缘连线已平行（图 7-140）。经检查结合临床症状的消失，已可确定治愈，又巩固治疗 2 次，返回原单位。

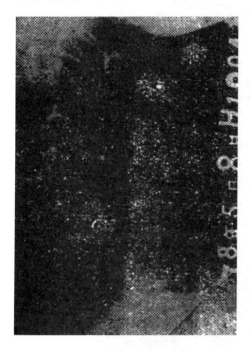 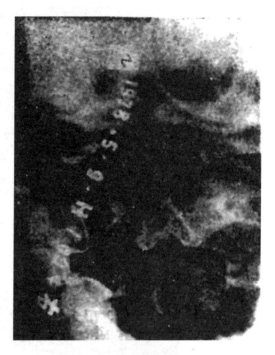

图 7-139　X 线片示经治愈后拍 X 线片
复查情况（侧位片）

图 7-140　X 线片示经治愈后拍 X 线片
复查情况（张口位片）

二十、第二掌指关节半脱位

例 32　路某，男，31 岁，铁道部昌平桥梁厂工人。

[病史]患者于 1979 年 10 月 19 日晚 10 时许，骑自行车不慎跌入水坑中，当时左手呈过伸位支撑着地，而挫伤左手食指，于 10 月 20 日上午来我院诊治。

[检查]左手第二掌指关节轻度肿胀，明显畸形，呈伸直位不可屈曲，并有明显压痛和弹力固定，丧失活动功能。经 X 线拍片检查发现左手第二掌指关节间隙明显增宽，指骨明显向尺侧移位（图 7-140）。

[诊断]左手第二掌指关节半脱位。

[整复手法]让患者取坐位，予以局麻，术者一手握住伤肢腕部，另一手先捏揉掌指关节周围筋腱肌肉，分筋理筋，再嵌住食指进行牵引和向内向外旋转摇指活动（图 7-142），当触及响动，即说明已复位。

[治疗效果]经手法整复后，第二掌指关节即可活动，但因肿胀未消，活动范围受限。1 周后，肿胀消退，活动功能恢复正常。经 X 线拍片复查左手第二掌指关

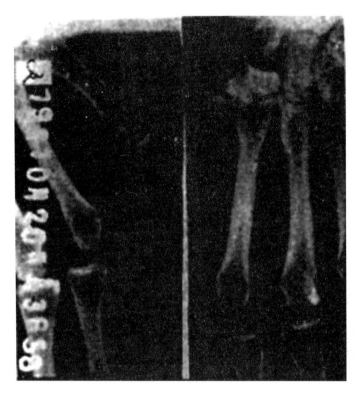

图7-141 X线片示右手第二掌指关节间隙增宽，指骨明显向尺侧移位，整复前脱位情况（正斜位片）

节复位良好（图7-143）。

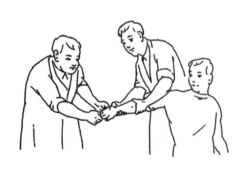

图7-142 术者一手握住伤肢腕部，另一手
嵌住食指进行牵引和旋转摇指活动

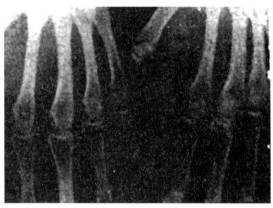

图7-143 X线片示整复1周后复查，第二掌指关节
复位良好（正斜位片）

附　录　颈肩腰痛防治导引功法概略

颈肩腰痛防治导引功是根据人体的生理结构和颈肩腰痛的发病机制等特点，结合多年的临床治疗经验，参考了中国历代武术、导引、吐纳、养生功法和保健体操等练功方法，创造性地编排出的。

一、颈椎病防治导引功

颈椎病是中老年人的常见多发病。由于颈椎的骨质增生、颈部外伤、颈椎间盘病变等，压迫刺激颈部的脊髓、神经根、椎动脉血管等，而引起的颈肩部疼痛，上肢麻木或头痛、头晕、目眩、恶心，甚则呕吐等症状。由于压迫刺激不同部位的神经血管或脊髓，而出现不同的临床症状，一般将其分为以下4种类型。

（一）神经根型

神经根型是由于颈椎后侧缘的骨质增生，造成椎间孔变窄变小，压迫刺激神经根，而出现一系列症状。如颈肩及上肢的酸麻胀沉或窜痛，手指麻木无力，常从手中失物等症。

（二）椎动脉型

由于颈椎侧方或横突孔等处的骨质增生或软组织粘连，压迫刺激椎动脉，促使椎动脉血管迂曲变形而变窄，造成血流不畅，引起颅脑供血不足。尤其颈部侧屈或转头时会加重这种供血不足，而产生头晕、恶心、呕吐或视物不清等症状，甚至昏倒。

（三）交感神经型

当颈椎小关节、神经根、椎动脉及其附近软组织发生病变，受压或创伤反应性炎症时，可直接或间接反射性刺激交感神经，而出现头痛、头晕、颈肩疼痛、视物不清或耳聋耳鸣、心慌、胸闷、气短、出汗等症状。

（四）髓型

由于颈椎后缘的骨质增生，后纵韧带钙化或黄韧带肥厚，颈椎间盘突出等原因，造成髓管狭窄，压迫脊髓硬膜囊，而引起的颈肩疼痛，四肢麻痛无力，甚则四肢肌肉萎缩，手部骨间肌萎缩，手不能持物，足不能走路。髓型是颈椎病中较重的一型。

以上各种类型，并不是截然分开的。而临床所见大多是各型之间症状兼见的混合类型。风寒侵袭或外力扭挫等损伤，以及颈部劳损，可使其加重。人体适应和代偿能力，可促使其症状缓解减轻或消失。运动锻炼可提高人体的适应和代偿能力，改善局部血液循环，恢复其正常的活动功能。为此我们编排了这套颈椎病防治导引功法，略述于下。

预备姿势：定立站直、两腿叉开，与肩同宽。

起势：两手掌反复向前上方抬起落下。

第一势提肩缩颈：反复做提肩缩颈活动。

第二势头项相争：反复做颈项伸展活动。

第三势先仰后俯：反复做颈椎前屈后伸活动。

第四势丹凤摆尾：反复做颈椎左右侧屈。

第五势苍龙摇头：反复做颈椎左右旋转活动。

第六势依栏观莲：反复做颈椎右左扭屈活动。

第七势犀牛望月：反复做颈椎左右扭伸活动。

第八势探海望月：交替做颈椎左右屈伸扭动。

第九势旋天搅海：交替做颈椎左右旋摇转动。

第十势左右观天书：交替做颈椎左右扭转活动。

第十一势抱头屈颈：反复做颈椎加力前屈活动。

第十二势仰头抗阻：反复做颈椎加力后伸活动。

收势：反复做原地踏步走，2~3分钟。

以上各势动作，要缓慢稳健，总以舒适流畅，取其自然活动为宜。不可过猛过急，也不可勉强用力。应调匀呼吸，随呼吸而动作（详见各附图）。

二、肩周炎防治导引功

肩周炎是肩关节周围软组织的一种退行性无菌性炎症，全称是"肩关节周围炎"，也是中老年人的常见多发病。因其发病年龄大多在 50 岁左右，故又称为"五十肩"。其发病原因，大多认为与人体进入中老年后，体内免疫功能发生改变，加之肩关节的长期活动引起的软组织慢性劳损，致使肩关节周围产生退行性炎性反应，或遭受创伤及风寒侵袭而诱发。肩周炎的不同发展时期，而表现出不同的症状，一般将其分为以下 3 期。

（一）初期（炎症期）

主要表现为肩关节周围的疼痛。这是由于肩关节周围软组织退行性炎症或创伤反应性炎症而引起，故称其为"炎症期"。受风着凉是本病的诱因，故中医称其为"漏肩风"。

（二）中期（粘连期）

主要表现为肩关节的活动功能受限。这是由于在炎症期肩关节周围的纤维性黏液性渗出，致使肩周软组织粘连而引起。可产生前屈、内收、抬举、外展、后伸等不同方向、不同程度的活动受限。故又称其为"粘连期"。中医称其为"肩凝症"。

（三）后期（冻结期）

主要表现为肩关节的强直僵硬，固定于下垂姿势。这是由于肩关节周围软组织的长期广泛粘连，完全愈着所致，犹如冻结之势，故称其为"冻结期"。中医称其为"冻结肩"。

肩周炎的自愈能力是很强的，它与活动功能的锻炼有着明显的关系。为了有目的地进行肩部活动功能的锻炼，我们编排了这套"肩周炎防治导引功法"，概括介绍于下。

预备姿势：立定站直、挺胸收腹，目视前方。

起势：反复做原地踏步走。

第一势摆臂甩手：双臂反复向左右摆动。

第二势抡臂摸肩：双手交替摸对侧肩头。

第三势强拉硬弓：双臂抬举向左右牵拉。

第四势倒背纤板：双臂后伸向左右牵拉。

第五势双开扉门：双手由后绕向胸前推出。

第六势双手托天：双手绕经胸前向上托举。

第七势双手捞月：双手从足前捞起至胸前。

第八势手摇纺车：双手交替如摇纺车之状。

第九势十字回环：双手同时前后交替旋摇。

第十势抡臂旋肩：双臂交替前后旋转抡摇。

第十一势大鹏展翅：双臂同时前后旋转抡摇。

第十二势风轮自转：双臂先后反复轮转。

收势：反复做原地踏步走，2~3分钟。

以上各势是预防和治疗肩周炎的好方法，可以全套的进行锻炼，也可有目的地选择几势进行段落。若能坚持完成以上动作，则不会发生肩周炎粘连；若已粘连，在治疗同时坚持锻炼，也能取得较好的效果（详见附图）。

三、腰痛防治导引功

"腰痛"是一种比较常见的多发症状，几乎每个成年人都发生过腰痛。腰痛易得而难治，故有"病人腰痛大夫头痛"之说。引起腰痛的原因很多，概括起来主要有以下两大类。

（一）因腰椎及其周围软组织本身的伤病而引起的腰痛

1. 损伤性 急慢性腰扭伤、闪腰岔气、腰肌劳损、滑膜嵌顿、腰椎压缩性骨折、腰椎小关节错缝、腰椎间盘突出症等。

2. 先天性 腰椎脊柱裂、骶1劈裂、腰椎骶化、骶椎腰化、腰3横突过长上翘或不对称、腰5横突肥大，以及腰骶两侧关节面不对称、腰骶关节面过度前倾，腰5横突与髂骨形成假关节等。

3. 风湿性 风湿及中央型类风湿侵及腰椎，以及强直性脊柱炎等。

4. 老年性 老年人的腰椎骨质增生、骨质疏松、肥大性脊柱炎等，以及长期姿势不良慢性劳损引起的驼背、脊柱侧弯，营养代谢不良引起的骨质软化症，以及腰椎结核、腰椎转移肿瘤等都可引起腰痛。

（二）内脏及全身性疾病引起的腰痛

内脏及全身性疾病引起的腰痛，如肾盂肾炎、尿路感染、泌尿系结石、前列腺炎、子宫后倾、膀胱炎、盆腔炎、痛经、高热等都可引起腰痛。各种腰痛大多于受凉或劳累之后疼痛加重，经过活动锻炼之后症状减轻或缓解消失。因此，除外肿瘤结核高热引起的腰痛，均可做腰部的活动功能锻炼。为此我们编排了这套腰痛防治导引功法，概括介绍于下。

预备姿势：立定站直，两腿叉开，与肩同宽。

起势：两手掌反复向前推出收回。

第一势左旋右转：反复做腰椎左右旋转活动。

第二势左右侧屈：反复做腰椎左右侧屈活动。

第三势前屈后伸：反复做腰椎前屈后伸活动。

第四势旋转腰胯：反复做左右旋转腰胯活动。

第五势握固扩胸：反复做左右扩胸扭腰活动。

第六势摩天触地：反复做举臂前屈弯腰活动。

第七势挺腰后伸：反复做仰头后伸挺腰活动。

第八势左右攀足：反复做左右前屈扭腰摸足活动。

第九势摇头摆尾：反复做颈椎腰椎摇摆活动。

第十势左右涮腰：反复做腰胯旋摇活动。

第十一势左右踢腿：反复做左右踢腿活动。

第十二势搓摩腰肾：反复做搓摩腰骶活动。

收势：反复做原地踏步走，2~3分钟。

以上各势，男女老少，有病无病，均可选练，既可锻炼身体、强壮腰肾，又可祛风散寒、活血化瘀，防治腰腿疼痛等症。练功动作，总以缓慢舒适流畅为宜，不必勉强用力，以免过劳无益（详见附图）。

第一辑　颈椎病防治导引功法

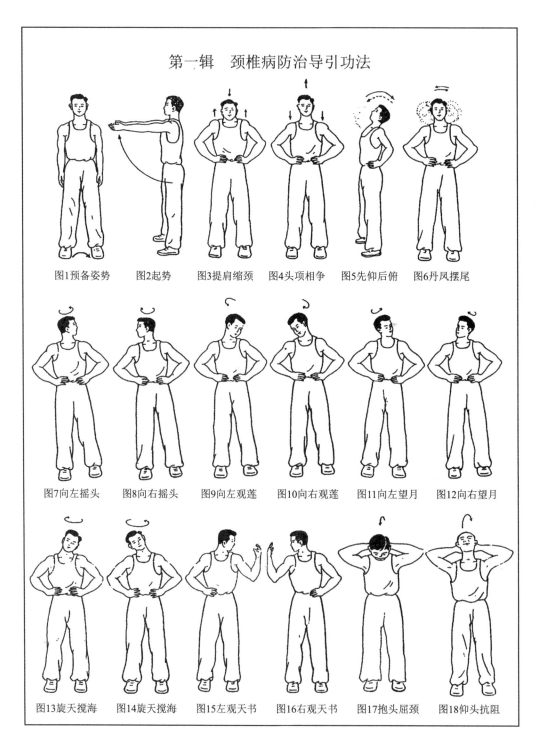

图1预备姿势　图2起势　图3提肩缩颈　图4头项相争　图5先仰后俯　图6丹凤摆尾

图7向左摇头　图8向右摇头　图9向左观莲　图10向右观莲　图11向左望月　图12向右望月

图13旋天搅海　图14旋天搅海　图15左观天书　图16右观天书　图17抱头屈颈　图18仰头抗阻

附图：颈椎病防治导引功法

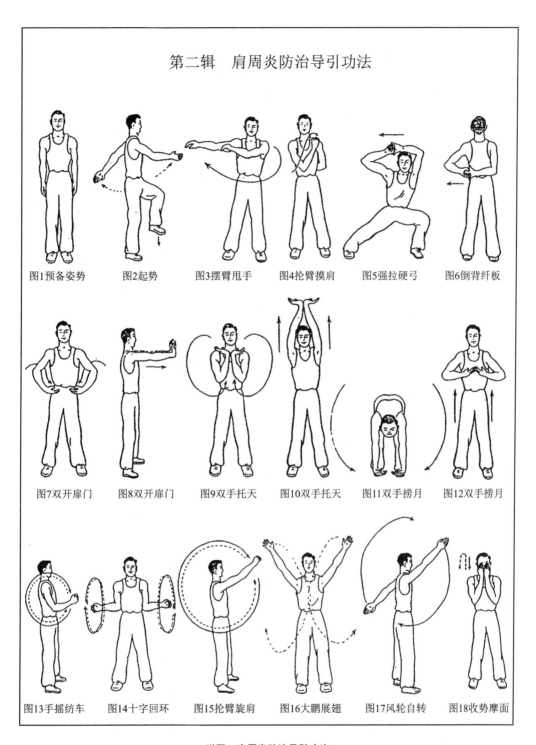

第二辑　肩周炎防治导引功法

图1预备姿势　　图2起势　　图3摆臂甩手　　图4抡臂摸肩　　图5强拉硬弓　　图6倒背纤板

图7双开扉门　　图8双开扉门　　图9双手托天　　图10双手托天　　图11双手捞月　　图12双手捞月

图13手摇纺车　　图14十字回环　　图15抡臂旋肩　　图16大鹏展翅　　图17风轮自转　　图18收势摩面

附图：肩周炎防治导引功法

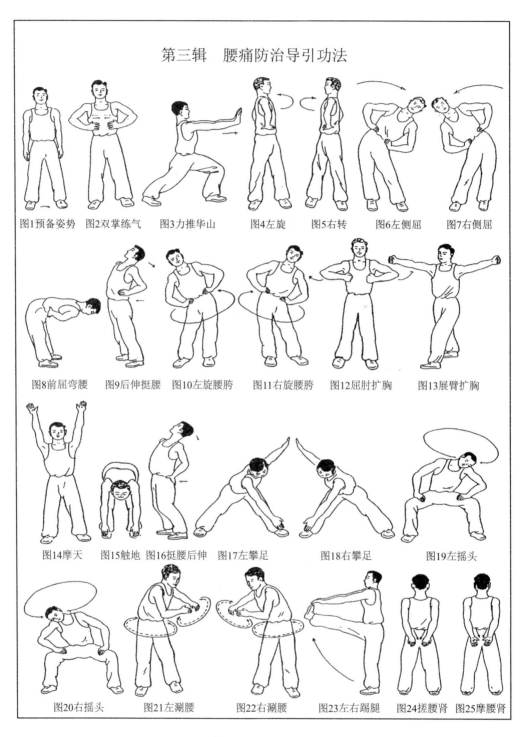

第三辑　腰痛防治导引功法

图1预备姿势　图2双掌练气　图3力推华山　图4左旋　图5右转　图6左侧屈　图7右侧屈

图8前屈弯腰　图9后伸挺腰　图10左旋腰胯　图11右旋腰胯　图12屈肘扩胸　图13展臂扩胸

图14摩天　图15触地 图16挺腰后伸 图17左攀足　图18右攀足　图19左摇头

图20右摇头　图21左涮腰　图22右涮腰　图23左右踢腿　图24搓腰肾 图25摩腰肾

附图：腰痛防治导引功法

参考文献

［1］唐·王冰. 黄帝内经素问［M］. 北京：人民卫生出版社，1963.

［2］明·宗衡道人. 少林拳术精义［M］. 上海：大声书局，1917.

［3］明·杨继洲. 千金要方［M］. 北京：人民卫生出版社，1963.

［4］唐·王焘. 外台秘要［M］. 北京：人民卫生出版社，1982.

［5］骆竞洪. 中华推拿医学志——手法源流［M］. 重庆：科学技术文献出版社重庆分社，1987.

［6］葛长海. 捏筋拍打正骨学［M］. 北京：铁道部北京铁路医院，1978.

［7］郑怀贤. 伤科按摩术［M］. 成都：四川人民出版社，1980.

［8］孙承楠. 齐鲁推拿医术［M］. 济南：山东科学技术出版社，1987.

［9］葛长海. 中医正骨手法［M］. 北京：北京科学技术出版社，1988.

［10］清·吴谦. 医宗金鉴·正骨心法要旨［M］. 北京：人民卫生出版社，1973.

［11］林如高. 林如高正骨经验［M］. 福州：福建人民出版社，1988.

［12］北京医学院第三附属医院. 颈椎病（内部印刷）［M］. 1975.